新编糖尿病饮食调养

主　编

王　辉　陈　艳

编著者

陈　艳　王国忠　辛　鑫

王　辉　毛艳红　艾凯蕾

金盾出版社

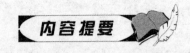

　　本书集中介绍了糖尿病患者的饮食调养。系统阐述了糖尿病患者各种营养需求等基础理念,重点内容包括糖尿病必知的饮食疗法、必知的饮食宜忌、糖尿病并发症的饮食选择和食谱制定、中医辨证施膳等。其目的是教会糖尿病患者怎么吃,如何选择有益于稳定血糖的食物,怎样进行饮食搭配,如何进行食物的热能交换,既改善口感、增加营养,又不引起血糖波动的具体方法。本书内容丰富,通俗易懂,方法科学实用,对糖尿病患者合理规划好自己的膳食有很好的指导作用。

图书在版编目(CIP)数据

　　新编糖尿病饮食调养/王辉,陈艳主编.— 北京 :金盾出版社,2019.3

　　ISBN 978-7-5186-1597-1

　　Ⅰ.①新… Ⅱ.①王…②陈… Ⅲ.①糖尿病—食物疗法 Ⅳ.①R247.1

　　中国版本图书馆 CIP 数据核字(2018)第 290129 号

金盾出版社出版、总发行

北京太平路 5 号(地铁万寿路站往南)

邮政编码:100036 电话:68214039 83219215

传真:68276683 网址:www.jdcbs.cn

双峰印刷装订有限公司印刷、装订

各地新华书店经销

开本:850×1168 1/32 印张:10 字数:200 千字

2019 年 3 月第 1 版第 1 次印刷

印数:1～5 000 册 定价:30.00 元

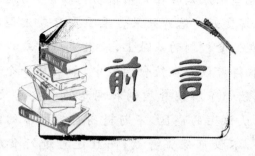

前言

　　糖尿病是一种有复杂背景因素的全身性、进行性、终身性内分泌代谢性疾病,其基本病理生理为胰岛素绝对或相对的分泌不足,从而引起糖类、脂肪和蛋白质的代谢紊乱。因此,饮食控制和调养是所有糖尿病患者的基础治疗。

　　近年来,糖尿病的发病率逐年上升,已经成为严重的社会问题,已引起全球糖尿病专家、营养学专家高度重视。有一组全国流行病学调查统计数字警示,在 20 岁以上的人群中,患病率为 9.7%,我国成年人糖尿病总数达 9 240 万,其中农村 4 310 万,城市约 4 930 万,而且糖尿病前期的比例高达 15.5%。更为严峻的问题是我国糖尿病知晓率仅为 36.5%,60.7% 的糖尿病患者未被诊断,其中 60% 左右的患者无临床表现,故无法及时进行有效的防治,只有 32.2% 的糖尿病患者在接受降糖药物治疗,血糖达标率不稳定。糖尿病在我国已成为继心血管疾病和癌症之后的第三大致死疾病,我国也成了全球糖尿病第一大国。

　　糖尿病饮食调养是糖尿病患者最基础的治疗。糖尿病前期、轻型糖尿病往往无须借助药物治疗，通过饮食和运动可获得良好的治疗效果。至于重症或 1 型糖尿病患者，必须在饮食控制的基础上，采用胰岛素或口服降糖药物，方可取得疗效。在饮食调控中，如果每一个糖尿病患者及其亲属都了解饮食控制和调养的重要意义，排除糖尿病饮食认识上的误区，不断提高自我调节的能力并掌握其方法，不仅可保证疗效，而且还可进行食物等值交换，扩大饮食范围：可以选择个人爱好的食物，制订自己的一日食谱；也可由自己灵活掌握烹调方法。这样既不超出医生规定的热能标准，又可做到膳食内容多样化。在饮食调理过程中，要注意这些问题：含糖高（甜点、主食）；含糖指数高（各种粥、勾芡汤类）；含热能高（炒菜油多的、红烧肉、油炸类），这三高饮食需严格控制。学会加餐：多吃含纤维素类的各种蔬菜；含糖低的黄瓜、西红柿等；无糖奶、无糖豆浆等。这样的饮食调控对防治低血糖、增加营养是有益的。希望患者做到三餐饮食结构与量基本稳定及运动量稳定。例如，北京瑞京糖尿病医院医护人员对患者的共同照护中，重视对饮食的指导个体化、精细化、动态跟踪调配，使患者获益匪浅。

随着对糖尿病基础和临床研究的深入，糖尿病的饮食疗法引起了营养学家、医学家的高度关注，并对糖尿病的膳食要求提出了某些新的认识。如有的专家认为糖尿病饮食以低糖、低脂肪、高蛋白质为佳；也有的专家提出以高糖、高纤维素饮食结构为宜。多数专家认为，在考虑糖尿病患者最佳饮食配方时，应充分注意患者的整体营养状况和糖尿病的发展阶段,尽可能为不同糖尿病患者制订科学合理的饮食配方,只有一种饮食配方并不适合于所有的糖尿病患者。基于上述现象,我们结合了国际上对糖尿病饮食的新进展、新概念,分别制订适合各类糖尿病患者的最佳饮食调养方案,由此在原版基础上重新整理编写了《新编糖尿病饮食调养》一书。

本书分上下两篇,上篇强化了糖尿病患者的饮食生理特点、饮食须知、膳食原则等基础知识,突出辨证施食,对糖尿病的食谱方案及食疗方等做了详尽阐述。下篇对糖尿病常见并发症及其中医食疗等,进行了较为全面而具体的介绍。

作者为知名内分泌糖尿病临床专家、资深营养学和糖尿病教育专家及专业从业人员。本书通俗易懂、深入浅出,可读性及操作性强。希望《新编糖尿病饮食调养》能成为读者的知音和良师益友。

由于我们水平有限,书中错误在所难免,恳请广大读者批评指正。

编著者

目 录

上篇 糖尿病食疗基础知识及日常食谱

下篇　糖尿病的中医食疗

附　　录

上篇 糖尿病食疗基础知识及日常食谱

第一章 食疗的一般知识

饮食疗法是糖尿病的基础治疗之一。通过饮食治疗，可以减轻胰岛 B 细胞的负担，有利于 B 细胞功能的恢复，从而达到降低空腹血糖、餐后血糖的目的，还可使肥胖者降低体重及增加胰岛素受体数目和敏感性。可见，饮食疗法是糖尿病治疗中至关重要的基本疗法。

饮食疗法对所有糖尿病患者来说，都是必要的，而且是长期甚至是终生的。

一、食疗的意义及主要原则

（一）食疗的意义

目前，国内外尚没有一种方法可以根治糖尿病，一旦患病，往往终身带疾。因此，糖尿病患者只有长期合理地坚持饮食疗法，才能有效地控制血糖。

糖尿病饮食疗法的目的在于摄入最低限度的糖类，维持机体正常需要,减轻胰岛 B 细胞的负担,促进空腹血糖、餐后 2 小时血糖降至正常或接近正常水平,促使尿糖消失,从而有效地纠正糖代谢紊乱。因此,食疗是糖尿病一切治疗方法的基础。

有的专家认为,单纯饮食治疗,比单用药物治疗更能有效地延长糖尿病患者的生命。尽管对这一观点尚有争议,但糖尿病食疗的积极意义是不可否认的。

糖尿病食疗对轻型患者,尤其肥胖型患者,可以控制病情。重型患者采用药物和合理饮食治疗,亦能取得理想效果。因此,患者从得病一开始,就应重视饮食控制,与医生密切配合,持之以恒,方可获得良好的效果及巩固疗效。

(二)食疗的主要原则

近年来,糖尿病患者的饮食治疗原则已有些改变。早在 20 世纪 50 年代以前,中外治疗方案均以低糖类(碳水化合物)、高脂肪饮食为主。糖类的热能所占比例为全日总热能的 40% 以下,糖类每日总量为 120～200 克;脂肪的热能约占全日总热能的 30%～35%。这种饮食结构对糖尿病患者的胰岛功能并无益处。当前,中外医学专家均认为提高糖类食用量,降低脂肪比例的饮食,对改善血糖耐量有较好的效果。因此,目前糖尿病患者的饮食已改为高糖类、低脂肪饮食。所谓"高糖类"系指适当提高多糖含量,并非随意食用单糖或双糖类食物。以下为糖尿病食疗的主要原则。

1. 合理节制饮食,摄取必需的最低热能 在适宜的总热能范围内要调节好糖类、蛋白质、脂肪三大营养素,以及维生素和无机盐的平衡。糖尿病患者每日饮食中三大营养素所占全日总热能的比例为:蛋白质 15%,脂肪 20%～25%,糖类 60%～70%。

2. 掌握规定热能 只要掌握好规定的热能,糖尿病患者可以吃与健康人相同的食品,没有必要过分限制糖类。但要避免偏食,不要专吃高营养的食品,这一点应该引起重视。糖尿病患者的饮食疗法原则上是保持健康时所必需的理想的饮食内容和质量,肥胖患者要保持标准体重。

3. 为了正确执行饮食治疗,患者要有效地利用食品交换表 在食品选择上要注意多吃低糖、低脂肪、高蛋白、高纤维素的食物及足够的水分,少吃盐,减少胆固醇和饱和脂肪酸的摄入。

糖尿病患者除了基础饮食所需的热能外,还要考虑劳动和活动量的热能需要。儿童、青少年、孕妇、乳母、老年人、特殊职业者及有并发症的糖尿病患者,应根据具体情况调整热能,确定饮食中对血糖变化有影响的三大营养素数量,即蛋白质每日每千克(公斤)体重 1～1.2 克,脂肪每日每千克体重 1 克,糖类需求量由全日总热能中减去蛋白质及脂肪的热能后再除以 4,即可得出其全日需要量。

二、饮食须知及良好饮食习惯的养成

(一)饮食须知

我们提倡科学饮食疗法,而不是单纯控制饮食或采取饥饿疗法。患者能否积极重视合理的饮食控制,掌握饮食须知,与医生密切配合,是一个十分重要问题。

1. 糖尿病患者要控制全日总热能　这样才能使体重保持在正常标准范围之内。因此,肥胖型患者应进低热能饮食,而消瘦型患者则要提高全日饮食的总热能。

2. 糖尿病儿童不宜过分限制饮食　饮食治疗必须根据儿童生长发育旺盛的特点,供应足够的热能和蛋白质,保证营养,满足生长发育的需要。患儿要定时定量进餐,每天所需的热能可因年龄不同而不同。

3. 糖尿病食疗同样适合于老年糖尿病患者　在饮食上应严格限制脂肪和酒精的摄入,提倡高纤维饮食和低盐饮食,注意进食优质蛋白质。根据老年人脾胃虚弱的生理特点,应以清淡饮食和少量多餐为宜。

4. 有并发症的糖尿病患者饮食要有特殊要求　如有高血压、动脉硬化、肾脏损害时,首先要限制食盐,其次要掌握蛋白质的摄取方法。有肝功能障碍时,要注意选用高蛋白的食品,如大豆、鸡蛋、牛奶等,酒原则上是禁止饮用的。

5. 糖尿病患者晨练不宜空腹　晚饭后至睡前如工作或活动时间过长,要适当增加食物。当劳动强度有较大的变化,如游泳、打球等活动时,亦应增加少量食品,以防止低血糖的发生。

6. 控制快餐及冷冻食品的摄入　目前市场上快餐和冷冻食品增多,食用时要计算它们的热能和所含的营养成分,不要按估计食用。对于人工合成的甜味剂使用多少为宜,还没有一个具体的参考方案,故一定不要多食用。

(二)良好饮食习惯的养成

饮食是生活中的一件大事。合理科学的饮食调养及良好的饮食习惯，能迅速控制糖尿病的发展，对轻型糖尿病患者来说，比药物控制病情还要重要得多。此外，良好的饮食习惯还可以达到"扶正祛邪""保其正气"，提高人体自身免疫功能，增强抗病能力及预防并发症的发生。但每个人的饮食习惯各异，进餐的量及食物品种均有不同，从糖尿病饮食治疗的要求出发，不仅要养成良好的饮食习惯，更应改变那些不良的饮食习惯。良好的饮食习惯养成是多方面的。

1. 饮食有节　《内经》上说："饮食有节，勿使过之，伤其正也。"说明饥饱无度，暴饮暴食是糖尿病饮食之大忌。因为进食过多，不仅能加重胰岛 B 细胞的负担，而且易提前出现并发症，真是贪图口福则往往招疾。所以，每次进餐不宜吃得太饱，要常带三分饥，适量进食，定时定量，这样的饮食习惯，既可减轻胰岛功能的负担，又可防止肥胖和其他并发症的发生。

2. 细嚼慢咽　吃饭细嚼慢咽可以使食物被牙齿磨得更细，唾液和食物充分混合，从而加强食物的消化与吸收，使营养被充分利用，对增进糖尿病患者的健康颇有益处。

3. 情绪愉快　愉快的饮食情绪与营养一样重要。专家们发现，当情志舒畅时进餐，各种消化液分泌增加，吃起饭来味香可口，一方面有助于食物的消化与吸收，另一方面有利于血糖的稳定；若心情不畅时，食物嚼之无味，食欲明显下降，这是因为不良的情绪抑制了摄食中枢，而波动的情绪可引起交感神经兴奋，促使糖原分解，以致血糖水平升高，对糖尿病患者是不利的。所以，患者在进餐时应保持愉快的情绪，在饭桌上不要生气、恼怒，不议论使人不悦的事，要养成健康的进食习惯。

4. 进食多样化　糖尿病患者在规定的总热能内，进食多样化,才能保证摄取全面的营养素。要做到营养平衡,主食不能只吃米饭,副食亦应该尽可能多种多样。患者掌握了一定的热能计算方法后,了解自己每日每餐应吃的食物品种及数量,即可参考食品换算法,选择合乎自己口味的食物,烹调方法也可由自己灵活掌握,这样既不超出一天的总热能,又可做到饮食内容多样化。此外,同样的食物在烹调时,只能在制作方法上做些变化,而用量绝对不能改变,而且所采用的食物应保证新鲜。

5. 饮食不偏嗜 常吃单调食物的糖尿病患者,易引起营养不良,所以要求不挑食,不吃零食,饮食合理搭配,取长补短,使营养丰富,并提高各种营养素的利用率。值得注意的是饮食不要带有强迫性,进餐时食物不宜过热或过冷,以免损伤胃气。

6. 饮食清淡 多数学者认为肥甘厚味,不但影响消化功能,而且易引起糖尿病性高脂血症、糖尿病性冠心病、糖尿病性高血压等各种并发症。所以,糖尿病患者平素进餐时,不要过食油腻,调味品不要过于浓烈。从营养学角度来看,食品清淡颇有益处。

三、饮食卫生及灵活加餐

(一)饮食卫生

为保证食品卫生,防止食品污染和有害因素对人体的危害,糖尿病患者一定要把好"病从口入"这一关,食品要无毒、无害,符合营养卫生要求,不吃腐烂变质的食物。在日常膳食中,糖尿病患者要注意以下饮食卫生要求。

1. 豆浆应充分煮沸　豆浆营养虽好,但生黄豆中含有皂素,对肠黏膜有强烈的刺激性,并含有破坏红细胞的溶血素、胰蛋白酶抑制物、白细胞凝集素和脲酶等多种有毒成分。糖尿病患者经常食用豆浆,如果豆浆未煮沸就食用,短时间内会出现恶心、呕吐、腹泻、腹痛等中毒症状。因此,豆浆应充分煮沸。

2. 生熟分开　有的人习惯在上街买菜时,用菜篮子带回早点,这样就造成了生熟交叉污染的机会,容易引起胃肠系统的疾病。糖尿病患者一定要保持菜篮子干净,做到生熟分开,食品与杂物分开,并将菜篮子经常置于太阳下暴晒消毒,以保持菜篮子清洁。

3. 牛奶和豆浆不宜存放在保温瓶里　有些糖尿病患者为了省事,往往爱将热牛奶、热豆浆存放在保温瓶里,这种做法是很不科学的。牛奶、豆浆里含有丰富的蛋白质,是细菌的良好天然培养基,如果瓶内温度为 20℃～40℃,细菌就会大量繁殖,过 3～4 小时后,瓶中牛奶、豆浆就会变质。糖尿病患者喝了这种变质的牛奶和豆浆,容易引起恶心、呕吐等消化道症状。因此,牛奶、豆浆宜现煮现饮,不宜长时间存放在保温瓶内。

4. 鸭蛋容易感染沙门菌　鸭子体内这种病菌能够渗入正在形成的鸭蛋内。只有经过一定时间的高温处理后,鸭蛋内这种细菌才能被消灭。因此,糖尿病患者不要吃半熟的鸭蛋。

5. 市场买回食物应快吃　从市场上买回来的冷冻食品,如鸡、鸭、肉、蛋、速冻蔬菜等,一经解冻要尽快加工食用,不宜存放,否则蛋白质很快分解,会引起变质和营养损失。

夏季从市场上买的熟肉制品很容易变质,特别被苍蝇爬叮和灰尘污染后,各种肠道细菌极易在里面生长繁殖,直接食用有可能致病。因此,夏季买回的熟肉制品一定要加热消毒后再食用。

生菜、生肉、生鱼等常带有细菌,甚至有致病菌、寄生虫等,而烤熟煮透的食品,细菌基本上都被消灭,如果生熟食品混放,或用装过生食品的容器放熟食品,或用切过生食的刀、砧板再切熟食品,就会使熟食品被污染,容易引起肠道传染病。因此,家庭中生熟食品不要混放,刀、碗、盘等用具都要做到分开使用。

6. 腐烂生姜不易吃 生姜是饮食中必不可少的调味品,但腐烂的生姜能产生一种毒性很强的有机物,叫黄樟素,该物质能使人体的肝细胞变性,因此不宜食用烂姜。

7. 变质的银耳能产生一种黄杆菌毒素类的有毒物质 食用变质银耳中毒后,轻者感到上腹部不适,重者则因中毒性休克而死亡。目前,对这类中毒尚无有效药物治疗。为防止中毒,千万不要食用变质的银耳。

8. 糖尿病患者不宜吃臭豆腐 臭豆腐富有营养,闻着臭,吃着香,但臭豆腐含有大量挥发性盐基氮和硫化氢,此两种成分均为蛋白质所分解的腐败物质,对机体有害。此外,臭豆腐常受细菌污染而含致病菌。糖尿病患者不宜吃臭豆腐。

9. 不能用废旧书、报纸包装食品 因为油墨中含有多氯联苯,这是一种毒性很强的物质,它能引起人体细胞变异,破坏人体细胞遗传基因,危害下一代。此外,多氯联苯一旦进入人体,极易被脂肪、脑、肝吸收并贮存起来,很难排出体外,而引起中毒。废书、旧报纸上还可能沾有许多致病菌、虫卵和病毒,用来包装食品,会污染食物。糖尿病患者要注意这个问题。

10. 夏秋季最好不要吃剩饭剩菜,因易腐败变质 实在不得已,应将剩饭剩菜彻底加热后,存放于低温通风处,最好是冰箱内保存,以防食物被污染及变质。糖尿病患者最好不吃剩饭剩菜。

11. 火锅涮肉片不能太嫩 为了既保持肉片的鲜嫩风味,又保证不发生旋毛虫等感染,可采取火旺汤滚再下生肉的办法,一次不要下得太多,要少下快开,以保证肉片急熟而鲜嫩。脾胃功能不佳的糖尿病患者不宜食火锅涮肉片。

(二)灵活加餐避免低血糖

灵活加餐对防止糖尿病患者的低血糖反应很重要,特别是皮下注射胰岛素后的患者,有可能出现血糖大幅度的回落。糖尿病患者一般可在上午9～10时,下午3～4时及晚上睡前加1次餐。若尿糖为阴性,应加主食50克;"＋"时,应加33克;"＋＋"时,应加25克;"＋＋＋"及"＋＋＋＋"时,应加一些含优质蛋白质的食物。这样既可减少正餐主食及其他碳水化合物的用量,从而减轻餐后高血糖,又可防止胰岛素作用较强时引起的低血糖反应。临床上常见注射胰岛素的患者睡前尿糖阴性,晨起空腹尿糖反而阳性,除少数患者是黎明现象外,多数系夜间低血糖引起的晨间高血糖。采用睡前加餐后,清晨空腹尿糖可以转阴。但加餐饮食的摄入量一定要计算在全日碳水化合物总摄入量之内。

有些糖尿病患者,病情不稳定,常有心悸、手抖、多汗、饥饿等低血糖反应,此时应立即吃 1 块糖或 50 克馒头以缓解发作。发作前如能少量加餐,常可使血糖保持在相对稳定的状态,从而预防低血糖反应的发生。

偶然发生低血糖反应时,可立即饮用易于吸收的果汁、糖水,或吃少量糖果、馒头等予以缓解。但不可经常采用这种办法。如经常出现低血糖症状时,要及时请医生调整饮食和药物。

生活不规律,吃饭不定时(如出差、外出开会),易引起血糖的变化,因此要注意随身携带一些方便食品,如奶粉、方便面、咸饼干等,以便随时灵活加餐。

人们除了基础饮食所需要的热能[基础饮食为 15 个单位,每单位 334.8 千焦(80 千卡),即 5 020 千焦(1 200 千卡)热能]外,还要根据劳动强度、活动量大小灵活掌握。一般情况为:家庭妇女在基础饮食上增加 3 个单位,按 6 025 千焦(1 440 千卡)的热能考虑饮食量;标准体重 55 千克以下的机关工作人员,再增加 5 个单位,按 6 694.4 千焦(1 600 千卡)热能计算;标准体重 55～60 千克中等强度劳动者,再增加 8 个单位,按 7 698.6 千焦(1 840 千卡)热能计算。总之,增加食品要根据自己的喜好去进行广泛的选择,按食品变换表换算,而不要偏漏。

四、充饥食物、水果及五谷杂粮的选用

（一）充饥食物的选用

当糖尿病患者吃完规定数量的食物后，往往还觉得饥饿，这时可以适当增加充饥的副食，主要是选用含糖量 4% 以下的蔬菜，如紫菜薹、油菜、苦瓜、冬瓜、黄瓜、小白菜、大白菜、小红萝卜等（表 1）。肾功能正常者，可适当增加豆腐等豆制品。

含糖量 4%～10% 的蔬菜、水果有扁豆、白萝卜、草莓、柠檬、樱桃等（见表 1），应控制食用。

表 1　各种蔬菜、水果的含糖量

蔬菜名称	含糖量（%）
紫菜薹、水生菜	1
油菜、瓢儿菜、小白菜、油菜心、生菜、莴笋、茴香菜、芹菜、水芹菜、蒜黄、小红萝卜、西葫芦、冬瓜、黄瓜、蒿子杆、茭白、南瓜	2
豌豆苗、酸菜、太古菜、大白菜、油菜薹、圆白菜、雪里蕻、红苋菜、菠菜、莴笋叶、青蒜、韭黄、龙须菜、菜花、苦瓜、菜瓜、西红柿、青柿子椒	3
绿豆芽、春笋、甘蓝菜、根达菜、芹菜叶、小葱、金花菜、水萝卜、白萝卜、茄子	4
扁豆、棍豆、绿苋菜、空心菜、韭菜薹、辣椒（尖）、红柿子椒、丝瓜	5
心里美、芥菜疙瘩、蔓菁、冬笋、大葱、倭瓜、蒜苗	6
黄豆芽、大红萝卜、竹笋、香椿、香菜、鲜毛豆	7
黄胡萝卜、红胡萝卜、洋葱	8

含糖量超过 10% 的蔬菜，如山药、马铃薯、芋头、藕、口

蘑、百合、慈姑、青豆、黄豆、豌豆、蚕豆、香菇、冬菇、荸荠等，应按食入数量及其含糖量，适当扣除主食。

将含糖量高的蔬菜洗净切碎后，放入多量水中煮15分钟，将水倒去，然后加水再煮，这样重复3次，使菜中的碳水化合物溶于水中而全被弃去，然后加入适量的油、食盐等调味品烧煮，可供充饥食用。

此外，肉汤或其他汤类等冷却凝固后，去掉上面的一层油皮，再烧再冷却后，再去掉一层油皮，亦可供糖尿病患者食用。

（二）水果的选用

新鲜水果富含维生素C、无机盐、水分和纤维素，还含有较多的果糖和葡萄糖。糖尿病患者应该根据自己的具体情况和水果含糖量的高低选择食用。

1. 因为水果中富含糖类，而且能被机体迅速吸收，易引起血糖增高，所以糖尿病患者病情尚未控制，血糖、尿糖均高时，最好不要吃水果。

2. 重症糖尿病患者不宜吃过多的水果，以免病情恶化。有时为了预防低血糖的发生，允许吃少量的水果，但需注意血糖、尿糖的变化。如果吃了水果后，尿糖增多，则应减少主食，以免血糖升高。

3. 如果患者平素就喜食水果，并且病情比较稳定时，可以吃适量的水果。吃水果的最佳时间是在餐前1小时，因可使水果中的果糖起到缓冲饮食的作用。若一次吃水果量较多，应减少主食量。如食入1千克西瓜，应扣主食50克（1两）；如每天吃200克水果（梨、苹果、桃等），可减少主食25

克。总之,糖尿病患者不宜多吃水果。

4. 糖尿病患者一般可以选择含糖量低的水果,含糖量高的水果(指含糖量在14％以上的水果)最好不吃。水果、干果、硬果含糖量的大致分类见表2。

表2　水果、干果、硬果含糖量

类　别	名　称	含糖量(％)
水　果	西瓜、白兰瓜(可食部分)、草莓、枇杷	4～7
	鸭梨、柠檬、鲜椰子肉、李子、樱桃、哈密瓜、葡萄、桃、菠萝	8～10
	香果、苹果、杏子、无花果、橙、柚子、鲜荔枝、槟子	9～13
	柿子、鲜桂圆、香蕉、沙果、杨梅、石榴、甘蔗汁	14～19
	鲜枣、红果、海棠	20～25
干　果	荔枝干、杏干、柿干、桂圆干、枣干、蜜枣、葡萄干	50～80
硬　果	葵花籽、核桃	10～15
	西瓜子、花生仁	16～25
	栗子	40～45

(三)五谷杂粮的选用

五谷杂粮是我国人民的传统主食。随着人们物质生活水平的不断提高,开始讲究精美的食品。但长期吃精制的米、面,将引起许多"现代病",因为稻谷的外皮和胚芽中含有丰富的 B 族维生素,而小米和杂粮中含维生素 B_1 较多。五谷经过细致加工后,其外皮、胚芽和粗纤维中的许多营养素会遭到破坏。近年来,许多国家在保健食品的营养素中加入植物粗纤维治疗糖尿病,取得了一定效果。植物粗纤维不但能果腹以减轻饥饿感,还能使葡萄糖的吸收减慢,改善葡萄糖耐量试验,降低空腹血糖和餐后血糖的浓度,效果更显著的是降低餐后血糖上升的幅度。此外,它还能降低血脂,防止便秘,预防心血管疾病、慢性胆囊炎、胆石症、结肠癌等并发症。糖尿病饮食中粗纤维的数量以每日 15～20 克为宜,且最好来自天然食品。总之,糖尿病患者要食不厌粗。

目前,医学界、营养学界对天然食物荞麦、麸皮发生了极大的兴趣,肯定了他们对糖尿病、冠心病、高血压等的食疗作用。现分别介绍如下。

1. 荞麦 荞麦是一种杂粮。荞麦面所含的蛋白质为 7％～13％,比大米、白面含量丰富。从营养效价来看,小麦面的指数为 59,大米为 70,而荞麦面则为 80,个别地区的甚至高达 92。荞麦中含有脂肪 2％～3％,脂肪中含有 9 种脂肪酸,其中最多的是油酸和亚油酸。油酸在人体内可以合成花生四烯酸,它有降低血脂的作用,因此常食荞麦可防治糖尿病性高脂血症。

荞麦所含的微量元素和维生素等营养物质也是出类拔萃的。有资料报道,荞麦面含有的维生素 B_1 和维生素 B_2 比小麦面粉多 2 倍,烟酸多 3～4 倍。突出的是荞麦面中还含有为其他食物所不具有的芸香苷(芦丁)。烟酸和芸香苷有降低高血脂的作用,是治疗高血压、冠心病的重要药物。因此,长期食用荞麦可防治糖尿病性高血压、糖尿病性冠心病。

荞麦面中所含的无机盐高于任何其他天然食品,含量为精白米和小麦面粉的 2～3 倍。其中铁的含量为小麦面粉的 3～20 倍;镁的含量比大米、小麦面粉高 1 倍。镁能促进人体纤维蛋白溶解,使血管扩张,抑制凝血酶的生成,具有抗血栓的作用。可见,常吃荞麦面亦可预防糖尿病性脑血栓形成。

2. 麸皮　麸皮是最理想、最经济、最方便的高纤维食品。麸皮含纤维素 18% 左右,还含有丰富的蛋白质、维生素、无机盐等各种营养素。但因其食感差,味道不佳,习惯上不当作食用。其实,采取蒸煮、加醋、加适量糖、干燥等简单的加工过程,就能除去麸皮本身的气味,使味道变香,食感清爽可口,常见的麸皮面包、麸皮饼干等就是这样加工制成的。以麸皮为主要成分的系列食品是糖尿病患者最理想的高纤维食品,应多食用。近年来,许多专家纷纷报道进食粗粮比细粮益处多。富含食物纤维的麸皮食品可影响血糖水平,减少糖尿病患者对胰岛素和药物的依赖性,并能防止热能过剩及有控制肥胖的作用。这是因为高纤维素食品可延缓胃排空时间,增加饱腹感,使摄入的食物和热能减少,有利于控制糖尿病病情。因此,糖尿病患者如果希望减肥和降血糖,应常吃麸皮系列食品。

五、饮食辅助剂和甜味剂的应用

(一)饮食辅助剂的应用

糖尿病治疗中的饮食调理主要是控制营养剂的总热能,从而控制血糖。临床研究过各式各样的饮食辅助剂来帮助控制高血糖症。其中包括有营养性的甜味替代物,如果糖,它作为甜味剂的好处是不多的,因为在胰岛素功能不足的情况下,它很快就转化为葡萄糖。非营养性的甜味替代物,如糖精和蛋白糖,它们在减少热能摄入和高血糖分泌方面是起作用的。可溶性纤维素对控制血糖和血脂也有一定好处。而欧米伽 Ω-3 脂肪酸对葡萄糖耐受性则有不利影响,故不宜大量使用。低蛋白饮食、微量元素的补充和新型甜味剂则仍处在研究阶段。

由于糖尿病患者执行饮食疗法存在种种困难,如有些患者很难改变他们的饮食习惯;有的指定饮食,不适合某些患者的生活方式或文化背景;有的指定饮食太复杂,不易具体实施等,以致传统的食疗常常是不很成功的,于是就提出了多种饮食辅助剂(表 3)。但有些饮食辅助剂虽已开始应用,却用得尚不广泛;有些则仍在研究探讨中,尚未实际应用。

表 3　糖尿病饮食辅助剂种类

帮助减少热值的辅助剂	帮助限制血糖分泌的辅助剂	减少并发症的辅助剂
1. 非营养性甜味剂	1. 不可溶性纤维素	1. 降低胆固醇的纤维素
2. 脂肪替代物	2. 可溶性纤维素	2. 减少肾血流的低蛋白饮食
3. 填充剂	3. α-葡萄糖苷酶抑制剂	3. 欧米伽-3 脂肪酸
	4. 微量元素	

(二)甜味剂的应用

糖尿病患者的饮食需要是多种多样的,因为在饮食治疗中需严格限制精制糖（如葡萄糖和蔗糖）的量，所以常需以低热能或无热能的甜味剂来代替。患者在选用任何甜味剂的时候应考虑到总的饮食和营养需要，要个体化，必要时可以去向营养师、内科医生，或在糖尿病营养治疗方面有专长的医护人员咨询，了解日常饮食中甜味剂的量和种类。

目前已经发现和使用的非糖甜味剂有以下几种。

1. 合成甜味剂 主要是糖精。它是无热能的甜味剂，其甜度为蔗糖的 500 倍。至今专家们仍认为，某些实验动物大剂量使用糖精后发生膀胱癌的危险性较小；在流行病学的研究中也显示，人类应用糖精并无致癌作用。虽然糖精对人体致癌的可能性尚未完全排除，但即使有可能的话，就中等摄入量而言，其危险性是极小的。由于糖精能穿过胎盘，妊娠期间应避免大量使用。糖精的用量一般应控制在可接受的范围内，婴儿食品则禁止使用糖精。

2. 糖醇甜味剂 有木糖醇、山梨醇和麦芽糖醇等。

（1）木糖醇：是植物中半纤维素的多聚戊糖经水解后的木糖，再加氢还原而成木糖醇。糖尿病患者因不能食用精制糖类，可用木糖醇来代替蔗糖。木糖醇在某种意义上讲可以起到增加甜度的作用，但对其治疗糖尿病的作用，专家们看法不一。有的专家认为，木糖醇不能替代蔗糖，也不能治疗糖尿病，木糖醇吃多了，血中三酰甘油会升高，可引起冠状动脉粥样硬化症。木糖醇在代谢初始，可能不需要胰岛素参加，在代谢后期，需要胰岛素的促进。所以，木糖醇不能替代葡萄糖，也不能避免发生代谢紊乱，更不能降低血糖、尿糖和消除糖尿病的"三多"症状，因此患者不宜多食用木糖醇。也有的专家认为，木糖醇的甜度和产热能均和蔗糖接近,然而木糖醇在体内的代谢,在不受胰岛素的制约情况下,也能合成糖原。糖尿病患者食用木糖醇,可以获得和蔗糖相同的甜度和热能,而不会引起血糖升高。食用木糖醇会产生清凉感,易引起腹泻,但对防止龋齿有一定的作用。

(2)山梨醇:在很多水果中都存在,其甜度只有蔗糖的一半,热能稍低于葡萄糖,食用后在血液中不会转化为葡萄糖,所以其代谢不受胰岛素的支配,是糖尿病并发肝脏病、胆囊炎等患者适宜的甜味剂。

(3)麦芽糖醇:其甜度和蔗糖接近,摄入后不产生热能,不会引起血糖升高,也不会合成脂肪和刺激胆固醇的形成。它是糖尿病、冠心病、肥胖病患者较理想的甜味剂。

上述这些糖醇必须适量摄入,否则易引起腹泻,食用适量的糖醇还有通便的功能。

3. 氨基酸衍生物甜味剂　主要是蛋白糖,它是无热能的甜味剂,亦是非糖甜味剂的一个新领域。蛋白糖是由天冬氨酸及草丙氨酸合成的,甜度比蔗糖高150倍以上,与食盐共用时,甜度还能成倍增加。其热能与蔗糖相同。从理论上来说,蛋白糖是有营养价值的,或者说是一种热能糖,但是它太甜了,所以正常使用量实际上是无热能性。专家们对蛋白糖的使用安全性提出了许多问题,目前已经证明蛋白糖对普通人群和糖尿病患者均是安全的。此点已由美国有关部门再次予以肯定。

4. 非糖天然甜味剂　有甘草苷、甜叶菊苷。

(1)甘草苷:甜度为蔗糖的250倍,而且具有增香的效能。它与少许蔗糖、柠檬酸钠配合,不仅可以减少蔗糖的用量,还可以获得甜美的感觉。甘草苷还有一定的解毒保肝的疗效。

（2）甜叶菊苷：甜度为蔗糖的300倍,有叶菊的味道,是近年来才崭露头角的一种新的非糖天然甜味剂。由于它是从植物中提取的天然成分,比较安全,已引起许多国家的关注,日本已有30％的饮料糖被甜叶菊苷代替。甜叶菊苷不仅甜度高,热能低,而且还具有降低血压、促进代谢等疗效,是目前认为颇有发展希望的一种非糖天然甜味剂。

综上所述,目前可以利用的甜味替代物是多种多样的。它们总的可分为有营养性和非营养性两类。有营养价值的甜味物如果糖,在限热值摄入时是不能用的,但在防止血糖分泌时从理论上讲是可用的。有些甜味物如山梨醇,从理论上讲它是具有营养价值,但因为它被吸收的量很少,所以并无营养功能。其他甜味剂如糖精、蛋白糖所含热值很少,故认为是无营养价值的,为控制血糖变化和限制热能都可以利用。根据已有资料,美国糖尿病学会对市场上可购买到的两种非热能糖(非营养性糖),即糖精和蛋白糖,是鼓励使用的,并鼓励继续进行研究,以排除任何可疑的危险性,深入探讨糖尿病患者单用或与其他甜味品联合应用的长期效应。

六、限盐和限制饮酒

（一）限制高盐饮食

食盐是烹调不可缺少的物质,也是人体钠和氯离子的主要来源,对维持人的生命活动有着重要的作用。对于糖尿病患者来说,医生们通常是把限制饮食,特别是限制进食含糖量高的食品,作为重要的防治方法来指导患者。但是对限制盐的摄入量则很少引起注意。现在医学研究表明,过多摄入盐,具有增强淀粉酶活性而促进淀粉消化和促进小肠吸收游离葡萄糖的作用,可引起血糖浓度增高而加重病情。因此,糖尿病患者不宜采用高盐饮食。

如果糖尿病患者对食盐不加限制,长期摄入过多的盐,则会诱发高血压病,并且会加速和加重糖尿病大血管并发症的发展。此外,盐还能刺激食欲,增加饮食量。因此,必须实行低盐膳食,每日摄入盐量在 5 克以下。限盐还应包括含盐的调味品,如酱、酱油等。一些面食中也含钠,如 250 克馒头所含的钠相当于 2 克食盐。

医学家、营养学家们反复提醒人们:少吃盐,吃得淡点,再淡点。但是这也带来一个难题,即低盐饮食很不"下饭",影响食欲。尤其对糖尿病患者来说,限制糖的摄入可以理解,再限制盐的摄入,可能难以接受。可喜的是,江苏省制盐工业研究所已经参照国外资料,并按照人体正常生理活动对钠、钾、镁离子的需要,研制成功了我国第一种被命名为寿星牌的低钠盐。他们认为低钠盐是防治高血压病及糖尿病性高血压的良好辅助剂,可以代替现在市售的食盐进入人们的一日三餐。

(二)限制饮酒

1. 酒的性质及其对糖代谢的影响　饮酒是人们常见的嗜好。有相当比例的糖尿病患者有饮酒习惯,由此对糖尿病的控制及并发症的发生和发展带来一定的影响。

酒精的化学名为乙醇,体内代谢过程简单,极易燃烧氧化产热。乙醇在种类繁多的饮用酒中,其含量有高、中、低度酒之分。乙醇作为能量物质,在体外用燃烧计测试,每克乙醇可产生29.7千焦(7.1千卡)热能。乙醇进入体内迅速氧化产热,热能经体表毛细血管散热,几乎不能利用,更难以转化贮藏。浓度高的酒不含其他营养素。因而在计算摄入热能时,不能与其他实质性产热物质如糖、蛋白质和脂肪简单地进行同等换算。

　　酒精对机体代谢的影响是多方面的,此取决于饮酒的量和急缓、机体营养状况、饮酒时进食多少、肝、胰功能,以及机体对酒精的耐受性等。

　　乙醇对糖代谢的影响与机体的营养状态有关:营养状况佳时,饮酒可促使血糖升高;饥饿及营养状况欠佳时,饮酒则无升血糖作用,甚至使其下降。肝糖原贮藏充足时,酒精可促进糖原分解及抑制葡萄糖利用,使血糖升高;肝糖原贮藏不足时,酒精使糖异生受阻,易发生低血糖。大量饮酒使糖耐量降低;而少量饮酒则对其影响甚微。有人指出,乙醇本身虽对胰岛素细胞分泌胰岛素无刺激作用,但可能有一定的增强胰岛 B 细胞对刺激物(如糖类)的反应程度。

　　2. 嗜酒对糖尿病的影响　长期嗜酒对糖尿病的影响是多方面的。

　　(1)过量饮酒可以发生高脂血症。其主要改变为血中三酰甘油及低密度脂蛋白-胆固醇浓度升高。临床证明糖尿病患者饮酒不但易致高脂血症,而且持续时间长,不实行饮食治疗者尤甚。

　　(2)长期饮酒会引起营养缺乏,并对肝脏不利。用胰岛

21

素治疗的患者,空腹饮酒易出现低血糖。用磺脲类降糖药物的患者,饮酒可引起心慌、气短、面颊发红等症状。

(3)糖尿病患者在饮酒时,进一些含糖类的食物,血糖即可升高,使糖尿病失去控制。常饮酒而不吃食物,可以抑制肝糖原的分解,使血中葡萄糖量减少,出现低血糖症状。临床资料显示,饮酒者虽饮用量有一定差异,但其总热能常过多,故血糖水平不易控制。长期饮酒者代谢控制不佳乃至恶化的原因,除酒精因素外,主要系饮酒使饮食疗法执行不佳所致。

(4)糖尿病因过量饮酒引起糖尿病性酮症酸中毒并非罕见(除酒的因素外,常与饥饿、感染、中断治疗、过量摄食一起构成诱发因素)。因此,糖尿病患者最好不饮酒,如欲饮酒只能少量饮用酒精浓度低的啤酒、果酒,并且避免空腹饮用。值得提醒的是,重症糖尿病合并肝胆疾病者,尤其是正在使用胰岛素和口服降糖药物的患者,要严禁饮酒。

3. 糖尿病患者饮酒的注意事项

(1)就糖尿病患者而言,应彻底戒除酒类,但现实生活中很难做到,因此在一定条件下可以适量饮酒。允许饮酒的患者为:①血糖控制良好[空腹血糖在 7.84 毫摩/升(140 毫克/分升)]。②非肥胖者。③无糖尿病以外其他重要慢性疾病。④无糖尿病并发症。⑤勿需服用口服降糖药物及注射胰岛素。⑥肝功能正常。

(2)酒精是一种含热能的饮料,在体内几乎不能被利用,不易贮藏,易于经皮肤散热,因此在饮食控制的热能计算上,既不能不将乙醇纳入饮食控制的范围,又不能按其全量计入,一般以 50% 计量较为适量。饮酒允许量:一般每日摄入乙醇应控制在 2 单位[每单位为 334.8 千焦(80 千卡)]以内,换算成具体酒类为:30 度烧酒 80 毫升,啤酒 400 毫升,葡萄酒 200 毫升,威士忌酒 70 毫升。当然,此量为允许量,实际饮用时宜减半。

(3)饮酒的主要危害在于打乱和干扰饮食控制计划,使其复杂化及增加执行难度。这一点要明确强调。因此,在适量饮酒的同时,要尽量使每日摄入的热能、各种营养成分的比例保持相对恒定,要避免进食不足或过量。

(4)饮酒可以引起低血糖症、血糖波动过大、酮症酸中毒等多种并发症及糖尿病控制不佳。口服降糖药及注射胰岛素患者要禁酒。

作为糖尿病专科医生,希望患者要限制饮酒,最好不要饮酒。在助兴场合时以"客来茶当酒"为佳。

第二章　各种营养素对糖尿病的影响

　　糖、蛋白质、脂肪、维生素、无机盐、膳食纤维和水是人体所必需的七大营养素。在这些营养素中,可提供热能的只有 3 种,即糖、蛋白质、脂肪。它们与机体新陈代谢关系密切,称之为产热营养素。各种营养素的生理功能见表 4。

表 4　各种营养素的生理功能

营　养　素	生　理　功　能
糖　类	
脂　肪	供给热能
蛋白质	
无机盐	构成身体组织
维生素	
纤维素	调节生理功能
水	

　　1 克糖产热 16.8 千焦(4 千卡),1 克蛋白质产热 16.8 千焦(4 千卡),1 克脂肪产热 37.7 千焦(9 千卡)。

一、糖类、蛋白质及脂肪对糖尿病的影响

(一)糖类对糖尿病的影响

　　糖类即碳水化合物。它可分为单糖类:葡萄糖、核糖及

细胞内脱氧核糖;双糖类:蔗糖、麦芽糖、乳糖;多糖类:淀粉类、纤维素、储存在肝脏内的糖原、各种食用糖和粮食(大米、面粉、玉米面、薯类、山药等)。糖类是人类从膳食中取得热能的最经济和最主要的来源,它还参与细胞的多种代谢活动,并且是构成机体的重要物质。它在体内以葡萄糖及糖原形式存在。

人体摄入或自身合成的葡萄糖,在机体需要能量和组织供氧充足时,才能氧化分解,其最终代谢产物是二氧化碳和水。二氧化碳从肺呼出,水从肾脏排出。正常人饭后血糖有一个幅度的升高,饭后 1 小时最高不超过 9 毫摩/升(160 毫克/分升),饭后 2 小时血糖恢复正常。这是因为在血糖变化的同时,胰岛素的分泌也随之增减的缘故。

患糖尿病时,人体内的胰岛功能衰老或耗竭,胰岛素的分泌相对不足或绝对不足,不能有效地调节体内的血糖水平,出现了糖代谢紊乱,形成了高血糖,使从肾脏排出的糖增多便会出现糖尿。因此,糖尿病患者如果像正常人一样进食,就无法控制高血糖和尿糖,对糖尿病的病情产生不良影响。

合理控制糖类的摄入,被认为是糖尿病饮食治疗的关键。在胰岛素问世以前,糖尿病饮食中糖类含量很低,只占总热能的 10% 左右,目前已达到 50%～60%。原则上食谱的制订应根据患者的具体情况,适当限制糖类的摄入量,但不能过低。有些人认为,在糖尿病治疗中,重要的是饮食治疗,而饮食治疗是以控制主食量来达到控制血糖升高为目的。但这种饮食控制方法目前已认为是不合理和不科学的。

因为葡萄糖是体内能量的主要来源,若不吃主食或进食过少,葡萄糖来源缺乏,对糖尿病患者将会带来以下不良的影响:①必然动员脂肪代谢供给能量,容易发生酮症酸中毒。②在饥饿状态下,糖原分解及糖的异生作用增加,以不断补充血液中葡萄糖的不足,来维持体内血糖的日常所需,则容易出现反应性高血糖。③不能合理使用降糖药物,容易引起低血糖反应。④长此下去,患者人体消瘦,抗病能力下降,容易感染。⑤脂肪异生,易致高脂血症等各种并发症,给治疗带来困难。

在合理控制热能的基础上,适当提高糖类进量,对提高胰岛素的敏感性和改善葡萄糖耐量均有一定的作用。但增加食物中糖类的含量,应保持总热能不变。对于空腹血糖高于 10 毫摩/升(178 毫克/分升)的患者,则不宜采用高糖类饮食。如果采用,应在医生的严密指导下进行,若不易控制病情,应适当减少,但每日主食不能少于 150 克。对于空腹血糖正常,或口服磺脲类降血糖药物,或注射胰岛素的某些糖尿病患者,一般糖类的供给量应占总热能的 50%～60%,每日为 200～350 克,折合主食为 250～400 克。具体掌握到什么程度,应在医生指导下进行。

糖尿病患者宜选用含多糖类的复合糖类,各种粮食和薯类含的淀粉,即属此类(表5)。而白糖、红糖、葡萄糖、麦芽糖、蜂蜜及用糖制成的果酱、糖果、果汁、甜点心等,均属单糖、双糖,易使血糖和三酰甘油升高,应该禁用。

米、面、玉米粉等含多糖类的复合糖类食品被消化后,在体内转化为热能,主要是在胰岛素的作用下进行的。

表5　每100克食物中糖类的含量

食物分类	食物名称	糖类（克）	食物分类	食物名称	糖类（克）
水果类及制品	苹 果	13.5		西红柿	4
	梨	13.3		柿子椒	5.4
	桃	12.2		冬 瓜	2.6
	李 子	8.7		黄 瓜	2.9
	杏	9.1		苦 瓜	4.9
	枣（鲜）	30.5		南 瓜	5.3
	樱 桃	10.2		丝 瓜	4.2
	柠 檬	6.2		西葫芦	3.8
	桂 圆	16.6		大 蒜	27.6
	荔 枝	16.6		蒜 苗	8
	杜 果	8.3		大 葱	6.5
	木 瓜	7		洋 葱	9
	椰 子	31.3		韭 黄	3.9
	哈密瓜	7.9		小白菜	3.2
	西 瓜	8.1		白 菜	2.8
	葡 萄	10.3		油 菜	3.8
	石 榴	18.7		圆白菜	4.6
	草 莓	7.1		菜 花	4.6
	橙	11.1		西蓝花	4.3
	柑 橘	11.9		菠 菜	4.5
	芦 柑	10.3		油麦菜	2.1
蔬菜类	白萝卜	5		香 菜	6.2
	心里美	4.9		茴 香	4.2
	胡萝卜	8.8		竹 笋	3.6
	茄 子	4.9		冬 笋	6.5

食物分类	食物名称	糖类（克）	食物分类	食物名称	糖类（克）
蔬菜类	莴笋	2.8		粉丝	83.7
	百合	38.8		豆沙	52.7
	茭白	5.9		粉条	84.2
	山药	12.4		鸡蛋	2.8
	芹菜	4.5		咸鸭蛋	6.3
畜肉类及制品	猪肉(肥)	2.4		松花蛋	5.8
	猪肉(里脊)	0.7	谷类及制品	小麦粉	75.2
	猪肉(瘦)	0.7		馒头	47
	排骨	0.7	谷类及制品	米饭	25.9
	香肠	11.2		玉米面	75.2
	火腿	0.1		小米粥	8.4
	牛肉	2		荞麦	73
	羊肉	0.1	干豆类及制品	黄豆	34.2
	羊肉串	2.4		豆腐(北)	2
小吃和甜饼	面包	58.6		豆腐(南)	2.6
	饼干	71.7		豆浆	1.1
	春卷	34.8		腐竹	22.3
	蛋糕	67.1		豆腐干	11.5
	蛋黄酥	76.9		绿豆	62
	麻花	53.4		扁豆	61.9
	茯苓饼	84.3		豇豆	65.6
薯类和淀粉类及制品	土豆	17.2	鱼虾蟹贝类	草鱼	0.1
	红薯	24.7		鳝鱼	1.2
	玉米淀粉	85		罗非鱼	2.8
	藕粉	93		鲢鱼	0.1

续表

食物分类	食物名称	糖类（克）	食物分类	食物名称	糖类（克）
鱼虾蟹贝类	带　鱼	3.1	坚果和种子类	核桃（鲜）	6.1
	黄花鱼	0.8		栗子（鲜）	42.2
	鲈　鱼	0.1		松子（炒）	21.4
	鲑　鱼	0.1		杏　仁	23.9
	对　虾	2.8		腰　果	41.6
	海　虾	1.5		花生（鲜）	13
	基围虾	3.9		葵花籽仁	16.7
	龙　虾	1		莲子（干）	67.2
	海　蟹	4.7		南瓜子	7.9
	河　蟹	2.3	糖和蜜饯类	白砂糖	99.9
	鲍　鱼	6.6		绵白糖	98.9
	扇　贝	2.69		蜂　蜜	75.6
	海　参	2.5		巧克力	53.4
	鲜鱿鱼	0		红　糖	96.6
调味品	酱　油	10.1	饮料类	橙　汁	5.1
	醋	4.9		运动饮料	11
	酱豆腐	8.2		红　茶	59.2
	花　椒	66.5		冰激凌	17.3
	精　盐	0		绿　茶	50.3

　　食物被消化后，分解成游离葡萄糖，进入肝脏，一方面释放能量，供人体各组织器官需要；另一方面，促使多余的葡萄糖合成糖原。储存到"银行"，这个"银行"便是肝脏和肌肉，肝脏含糖原约70%。

　　血中葡萄糖进入组织细胞，除了供组织细胞需用外，还可以转化成某种氨基酸随血液分布到身体各处,成为细胞的组成部分,此时的血糖约为 30%,多余的葡萄糖则转化成脂肪,储存于皮下、肠系膜和大网膜等处。

(二)蛋白质对糖尿病的影响

蛋白质是一种含氮的高分子化合物,基本组成单位是氨基酸。参加蛋白质合成的氨基酸总共有 20 多种,其中 8 种必需氨基酸人体不能自身合成,必须由食物供给。此 8 种必需氨基酸是赖氨酸、色氨酸、苯丙氨酸、亮氨酸、异亮氨酸、苏氨酸、蛋氨酸和缬氨酸。作为组织主要结构成分的蛋白质,经常处于自我更新之中。人体没有储存蛋白质的特殊场所,肌肉便成为蛋白质的临时调节仓库。食物中如瘦肉、鱼、鸡蛋、各种豆类及豆制品等含蛋白质较多,这些食物被人体消化吸收后,以氨基酸的形式参与蛋白质的合成,以补偿生理性消耗。

正常情况下,每人每天进食 50 克蛋白质即可。患糖尿病时,蛋白质代谢紊乱,表现为合成受阻,分解加强,出现糖的异生作用,导致高血糖症。患者体内蛋白质消耗增多,形体日见消瘦。如果摄入的蛋白质不足以弥补消耗,收支不平衡,入不敷出,就会出现负氮平衡。长此下去,青少年糖尿病患者则生长发育不良,成人患者则消瘦、贫血和衰弱,抗病能力下降,极易并发各种感染性疾病。可见蛋白质对糖尿病的影响是很大的。

糖尿病膳食中应补充足够的含蛋白质丰富的食物,一般蛋白质的需要量与正常人相当或稍高。糖尿病患者摄入多少蛋白质为宜,应视以下具体情况而定。

1. 糖尿病患者每日所需蛋白质　一般糖尿病患者每日每千克体重应摄入蛋白质 1 克,病情控制不好或消瘦者,可增至 1.2～1.5 克。以理想体重为 60 千克的糖尿病患者为例,则每日需 60 克蛋白质或 70～90 克蛋白质,其中 1/3 最好来自优质蛋白质,如乳、蛋、瘦肉、大豆等。植物中的豆类食品亦富含必需氨基酸。若缺乏必需氨基酸,即使蛋白质的量足够,甚至过多,体内仍呈负氮平衡。因此,蛋白质的需要量与其品质的关系密切。

2. 蛋白质提供的热能应占总热能的 12%～20%　如果患者每日需 8 368 千焦(2 000 千卡)热能,其中的 1 004.1～1 673 千焦(240～400 千卡)由蛋白质提供,则需蛋白质 60～100 克。孕妇、乳母、儿童应考虑其生长发育及生理特点,增加蛋白质的供给。如儿童糖尿病患者蛋白质的需要量为每千克体重 2～3 克;妊娠 5 个月后的糖尿病孕妇,每日应比成人增加 15～25 克蛋白质。为了提高蛋白质的实用价值,在日常膳食中,宜荤素混食、粮菜混食、粗细混食,将多种食物搭配,充分利用蛋白质的互补作用。食物中蛋白质所含氨基酸的种类和数量,愈接近人体需要,则蛋白质的生理价值就越高(表 6)。

表 6　常用食物中蛋白质的必需氨基酸组成(%)

食物	色氨酸	苯丙氨酸	赖氨酸	苏氨酸	蛋氨酸	亮氨酸	异亮氨酸	缬氨酸
籼　米	1.61	4.86	4.00	3.99	2.06	9.08	3.46	4.15
粳　米	1.68	5.75	3.52	3.85	1.65	8.40	3.54	3.94
小　米	1.92	5.69	1.93	4.14·	2.88	14.86	3.59	6.35
白玉米	0.77	5.15	3.65	4.61	1.85	15.38	3.28	4.20
甘　薯	1.41	5.20	6.17	5.65	1.41	7.90	3.58	1.12

食物	色氨酸	苯丙氨酸	赖氨酸	苏氨酸	蛋氨酸	亮氨酸	异亮氨酸	缬氨酸
马铃薯	2.1	5.9	8.3	6.9	2.5	9.6	3.7	5.3
大　豆	1.22	4.94	6.57	4.28	1.06	4.94	3.91	4.93
蚕　豆	0.68	3.93	6.44	4.06	0.56	8.06	3.42	4.46
豌　豆	0.83	5.59	7.44	3.85	1.0	7.39	3.41	4.63
绿　豆	1.07	6.50	7.40	4.30	1.33	9.53	4.06	5.92
赤　豆	0.70	5.43	7.55	4.32	1.21	9.09	3.67	5.01

3. 糖尿病合并肾病,尚未肾衰竭　此时可以多进蛋白质,每日蛋白质的摄入量应为 80～100 克,最好食用动物蛋白质。因为在增加大量蛋白质时,钠的摄入量亦随之增加,所以要适当限制钠的入量。

4. 糖尿病合并肾病,伴有肾功能不全及尿素氮很高　如何调整蛋白质的入量是很重要的。对于体重 70 千克的患者,每日可摄入 21 克蛋白质,21 克蛋白质产生 7 克尿素氮从肾脏排出。若肾功能极差,每日 7 克尿素氮排出也困难时,则生命的维持将是困难的。此时,可从尿中尿素氮排出量的测定间接了解患者可以摄取蛋白质的量。如每日摄入的蛋白质不能超过 21 克,此时应全部选用优质蛋白质,主要是采用动物蛋白质。而且因为糖类的摄取必不可少,所以需要将所用米、面加工,去除所含植物蛋白质,制成无蛋白质的食物。若每日摄入蛋白质为 30～35 克,则其中可用植物蛋白质 5～10 克。一般可从血尿素氮与肌酐比值来判断优质蛋白质的用量是否合适。正常尿素氮与肌酐的比值为20∶1,若分解过盛,比值将转为 40∶1 或更高,则说明优质蛋白质的用量不能满足需要。

5. 糖尿病肾病伴有氮质血症 在治疗上有一定的矛盾,如蛋白质摄入量不足,易发生低蛋白血症;蛋白质给予较多,易加重氮质血症,因而要查尿素氮,以估计患者每日所能接受的饮食蛋白质含量。必要时可输血浆、白蛋白及氨基酸。多数专家认为,糖尿病肾病时,低蛋白饮食可减少尿蛋白的排泄,缓解肾功能的恶化。临床实践表明,控制蛋白质的摄入,糖尿病肾病患者尿蛋白的丧失明显减少,而正常蛋白质饮食则呈进行性增加。为了进一步估计低蛋白饮食对糖尿病肾病患者功能性肾贮备的影响,可采用蛋白餐或氨基酸滴注后检测肾小球滤过的贮备量。通常,蛋白餐后的肾小球滤过率(GFR)可比基础 GFR 增加 30%～40%(也有人认为可在正常范围)。因此,糖尿病肾病患者长期采用低蛋白饮食有助于保护肾功能,减少蛋白尿,维持功能性肾贮备。

6. 对有并发症的患者 如并发胃肠消化吸收不良、结核病等,蛋白质的供应量应适当提高。尿毒症、肝性脑病等并发症则要限制蛋白质的摄取量。糖尿病外伤后伤口不易愈合,为加速伤口愈合,患者饮食中必须有充足的蛋白质。

(三)脂肪对糖尿病的影响

脂肪是人体结构的重要材料,在体内起到保护和固定内脏器官的作用。脂肪主要是由硬脂酸、软脂酸和甘油组成。它是体内能量储存的最好形式。

1. 脂肪的主要生理功能

(1)提供热能:每 1 克脂肪提供 37.7 千焦(9 千卡)热

能,比蛋白质及糖类高出 1 倍多。

(2)供给人体必需脂肪酸:如亚油酸不能在体内合成,必须从膳食中摄取。

(3)携带脂溶性维生素,并促使其吸收利用:脂溶性维生素 A、维生素 D、维生素 E、维生素 K 等,在脂肪存在的条件下,才能吸收利用。

(4)机体的能量仓库:脂肪组织具有双重任务,即脂肪被消化吸收后,它能将多余的"燃料"以三酰甘油的形式储存起来;当饥饿时就动员脂肪分解,以满足机体各组织能量的需要。全身组织,除脑和血液中的红细胞外,约有一半的热能是由脂肪转化的。此外,充分利用脂肪,可减少蛋白质的消耗。

(5)改善食物的风味并增加饱腹感。

2. 食物中的脂肪

(1)含不饱和脂肪酸较多的食物:如植物油、鱼油和各种禽类的脂肪等,具有降低胆固醇的作用。

(2)含饱和脂肪酸较多的食物:如猪油、牛油、羊油、奶油、可可油等,被认为有增高胆固醇的作用。

3. 脂肪食物的选择　患糖尿病时,机体内的脂肪合成减少,分解加速,脂质代谢紊乱,从而引起血脂增高,甚至导致大血管和小血管动脉硬化。当脂肪摄入的种类与数量不当时,可使高脂血症、脂肪肝、高血压等并发症加速出现。因此,糖尿病患者选择脂肪食物时,应注意以下几点。

(1)为了预防和治疗并发症,必须合理食用脂肪。脂肪的摄入应根据患者的具体情况而定。一般脂肪的每日摄入量应占总热能的 20%～35%,或者更低些,不宜超过 1 克/

每千克体重。因为高脂膳食能妨碍糖的利用。此外,脂代谢本身就可以产生酮体,容易诱发和加重酮症酸中毒。因此,必须很好地掌握脂肪的摄入量,以免产生不良后果。每日脂肪用量超过 100 克者为高脂肪饮食,低于 50 克者为低脂肪饮食。糖尿病患者不宜采用高脂肪膳食。

(2)肥胖型糖尿病患者应严格限制脂肪的摄入,每日不宜超过 40 克。消瘦患者可以相应提高脂肪的食入量。

(3)油脂的种类以选择不饱和脂肪酸为宜。这类脂肪酸具有降低血脂,预防动脉粥样硬化的作用,但不能超过摄入量。

(4)饱和脂肪酸的摄入量应<总热能的 10%,约占脂肪摄入总量的 1/3,尽量少吃或不吃动物性脂肪。

(5)少用含胆固醇高的食物,每日从食物中摄取的总胆固醇量,不宜超过 300 毫克。含胆固醇较多的食物有动物内脏类、蛋黄、鱼子、肉类等(表 7)。胆固醇是促使动脉粥样硬化的因素之一,但胆固醇含量高的食物并不一定都会引起血清胆固醇升高。

表 7　每 100 克食物中的胆固醇含量

食物名称	胆固醇	食物名称	胆固醇	食物名称	胆固醇
猪肉(瘦)	77	猪 肚	159	羊 心	130
猪肉(肥)	107	猪大肠	180	养 肝	323
猪 脑	3100	猪肉松	163	羊 肺	215
猪 舌	116	小 肚	58	羊 腰	354
猪 心	158	蒜 肠	61	羊 肚	124
猪 肝	368	羊肉(肥)	173	羊大肠	111
猪 肺	314	羊 脑	2099	牛 奶	13
猪 腰	405	羊 舌	147	牛奶粉(全)	104

续表

食物名称	胆固醇	食物名称	胆固醇	食物名称	胆固醇
牛奶粉（脱脂）	28	鹅蛋（全）	704	牛 肺	234
草 鱼	81	鹅蛋黄	1813	牛 腰	340
白 鲢	103	鹌鹑蛋（全）	674	牛 肚	132
黑 鲢	97	鹌鹑蛋黄	1674	牛大肠	148
鸡蛋粉	2302	大黄鱼	79	牛肉松	178
鸡蛋黄	1705	带 鱼	97	羊肉（瘦）	65
鸡蛋（全）	680	马哈鱼	86	墨 鱼	275
鸭蛋（全）	634	青 鱼	90	鱿鱼（水发）	265
鸭蛋黄	1522	蟹 子	985	甲 鱼	77
咸鸭蛋（全）	742	蚬	454	对 虾	150
咸鸭蛋黄	2110	蚶 肉	238	青 虾	158
粉 肠	69	螺 肉	161	白虾（小）	54
火腿肠	70	海蜇头（水发）	5	小虾米	738
兔 肉	83	海蜇皮（水发）	16	虾 皮	608
鸡 肉	117	海 参	0	虾 子	896
鸡 肝	429	鲤 鱼	83	鱼肉松	240
鸡 肫	229	鲫 鱼	93	螃蟹（全）	235
鸡 血	149	黄 鳝	117	蟹黄（鲜）	466
鸭（普通）	80	鲫鱼子	460	猪油（炼）	85
鸭（填鸭）	101	牛肉（瘦）	63	牛油（炼）	89
鸭 肝	515	牛肉（肥）	194	羊油（炼）	110
鸭 肫	180	牛 脑	2670	鸡油（炼）	107
羊 奶	34	牛 舌	102	鸭油（炼）	55
鸽 肉	110	牛 心	125	黄 油	295
松花蛋（全）	649	牛 肝	257	冰淇淋	102
松花蛋黄	1132				

(6)必需脂肪酸是人体代谢的重要物质,必须从食物中摄取。它们具有促使胆固醇转变和排泄的功能,能够降低血中胆固醇的浓度,对糖尿病患者是有利的。

二、维生素对糖尿病的影响

(一)维生素对人体的作用

维生素对维持人体正常生长代谢及调节生理功能有非常重要的作用,是人体不可缺少的营养素之一。多数维生素是机体内酶系统中辅酶的组成部分,但不能在体内合成,主要从食物中摄取,仅有少数 B 族维生素可由肠道细菌丛合成。维生素分两类,即脂溶性维生素和水溶性维生素。

(二)各种维生素的需要量及来源

如表 8 所示:

表 8　人体各种维生素的需要量及来源

维生素	每日需要量(毫克)			来　源
	成人	婴幼儿	孕妇及乳母	
B₁	1.2~1.8	0.4~1.2 发育期 1.2~1.8	2.5~3.0	粗米、玉米面、瘦肉、内脏(肝脏含量多)、荞麦面、小米
B₂	1.5~2.0	0.6~1.8 发育期 1.8~2.5	2.5~3.0	鳝鱼、黄豆、青豆、蚕豆、花生、杏仁、榛子、葵花籽、荠菜、牛奶、鸡蛋、黑木耳
B₆	1~2	0.8	10	酵母、米糠、种籽、谷类及其胚芽

续表

维生素	每日需要量（毫克）			来　源
	成人	婴幼儿	孕妇及乳母	
B$_{12}$		0.001～0.002		肝、肾（含量多） 蛋奶、谷类（含量少）
C	52～75	30～75 发育期 80～100	100～150	大白菜、小白菜、柿椒、西红柿、橘、橙、柚、柠檬、酸枣、山楂

由于糖尿病患者需限制主食和水果的摄入量，往往造成维生素的来源不足，尤其容易出现因缺乏维生素 B$_1$ 而引起的手足麻木和多发性神经炎等。晚期糖尿病患者还常常合并营养障碍和多种维生素缺乏，成为糖尿病性神经病变的诱因之一。因此，糖尿病患者的饮食中应注意补充足够的维生素，特别是维生素 B$_1$ 的供应。

（三）常见食物中维生素 B$_1$ 的含量

一般谷类食品中维生素 B$_1$ 的含量较高（表9）。

表9　常见食物中维生素 B$_1$ 的含量

食物名称	维生素 B$_1$ 含量	食物名称	维生素 B$_1$ 含量
籼　米	0.12	猪　肝	0.40
标准米	0.18	猪　肉	0.53
精白面粉	0.06	猪　心	0.34
标准面粉	0.46	牛　肝	0.39
小　米	0.59	鸡蛋黄	0.27
高粱米	0.14	牛　奶	0.04

续表

食物名称	维生素 B_1 含量	食物名称	维生素 B_1 含量
玉米(鲜)	0.34	干酵母	6.56
黄　豆	0.79	金针菜	0.36
豌　豆	1.02	干辣椒	0.61
生花生仁	1.07	紫　菜	0.44
炒葵花籽	0.83	饭　豆	0.48
干白果	0.44	蚕豆(去皮)	0.59
羊　肾	0.49	绿　豆	0.53
芝麻酱	0.24	黑　豆	0.71
咖喱粉	0.40	青　豆	0.66

注:每100克可食部分的毫克数

　　维生素 B_1 是水溶性维生素,在干燥条件下比较稳定;在水溶液中,如遇高温时间过久,易于损失。此外,它在酸性溶液中比较稳定;在碱性溶液中易于破坏。因此,在烹调菜肴时不要高温或时间过长,不应加碱,以免破坏维生素 B_1。

　　有专家认为,有糖尿病性神经病变或病情控制不好的患者,由于 B 族维生素损耗增多,应及时补充。可以肌内注射维生素 B_1、维生素 B_{12};或给予大剂量的维生素 B_1、维生素 B_2、维生素 B_6 和维生素 E 口服,则有助于缓解神经系统症状。补充维生素 C 可以预防因其缺乏而导致的微血管病变。

　　也有专家认为,虽然由于 B 族维生素等的缺乏,可发生神经病变,但检测糖尿病患者血液中 B 族维生素或其有关代谢物的含量,或尿中的排出量均未发现降低;试用维生素 B_1、维生素 B_6 及肌内注射维生素 B_{12} 治疗亦未发现对糖尿病神经病变有效。所以认为,将维生素用作糖尿病的治疗或预防药物均无足够的依据。

笔者通过临床实践体会到,补充适量的 B 族维生素,对糖尿病患者来说是有益无害的。

三、食物纤维对糖尿病的影响

(一)食物纤维的概念及分类

食物纤维是不产热的多糖,一般指的是植物制品中的非淀粉多糖和木质素。它们不能被消化,或者很难被胃肠道的酶消化分解。这些物质可用多种方法将其分类,但是从代谢观点来看,最有临床意义的是把它们分为水溶性和非水溶性两类。只有水溶性纤维对餐后血糖和血清胆固醇浓度有明显的作用(表 10)。

表 10 水溶性和非水溶性食物纤维

水 溶 性	非水溶性
半纤维素	纤维素
果　胶	戊糖中未确定的多糖
树　胶	抗性淀粉
植物黏胶	
琼　脂	

水溶性食物纤维:其中的果胶存在于水果中,藻胶存在于海带、紫菜中等;胍耳胶存在于印度的一种豆里,主要成分为半乳糖甘露聚糖;魔芋胶存在于魔芋的块茎中,我国的

产量丰富,主要成分为葡萄糖、甘露聚糖,现已制成精粉,并加工制成魔芋挂面、魔芋豆腐等各种食品。

非水溶性食物纤维:存在于谷类和豆类种子的外皮中,如麦麸;也有的存在于植物的茎部。

(二)食物纤维对糖代谢的影响

20 世纪 70 年代初期,根据流行病学调查,有人把糖尿病列入食物纤维摄取不足的疾病之一。为了弄清食物纤维对糖代谢的影响,对一些纤维制剂做了研究。初步研究表明,按照大约 1.3 克/0.42 千焦的剂量补充胶类,不论在代谢研究室和门诊的随诊中都显示有降低血糖的作用。有的患者随诊 6 个月,胰岛素的用量平均减少 26%;根据每日查 4 次尿糖浓度,共查 1 周的平均数字计算,尿糖减少约 40%。胰岛素依赖型的糖尿病病人亦可出现类似效果。因此,许多专家提出:食物中的纤维含量应该增加,其理由之一是可溶性食物纤维能改善糖代谢,有利于糖尿病患者的血糖控制。按此观点,临床上有采用食物纤维的病例,而将胰岛素完全停用者。

已作广泛研究的食物纤维有果胶、胍耳胶、燕麦麸等。

1. 果胶 曾有人将果胶 15 克加入葡萄糖 100 克中,将此 2 种成分混合后做糖耐量试验,结果在半小时、1 小时、2 小时和 3 小时后验证,分别比单用 100 克葡萄糖的糖耐量试验降低了 0.81、1.23、1.34、1.34 毫摩/升的血糖,证明食物纤维可使血糖浓度明显下降和(或)胰岛素敏感性明显增加。

2. 胍耳胶 有的专家发现,把胍耳胶加入到混合餐中后,血糖升高幅度减低,考虑可能是由于使糖类消化吸收障碍,或者是因减慢或损害了葡萄糖的吸收所致。至今为止,所研究的纤维素中,胍耳胶形成的胶最黏,胶越黏对血糖上升的抑制作用越大。

3. 麦麸 麦麸由于经济易得,有明显的改善糖代谢的作用而受到人们的重视。但因为它粗糙及进食量多而不易耐受,易引起腹部胀满感。有报道麦麸可降低某些无机盐的吸收,因而使其应用受到限制。有人应用麦麸按每天每千克体重 0.4 克加等量面粉制成小馒头后,加入糖尿病饮食中,4 周后血糖、糖化血红蛋白及 24 小时尿糖明显下降,说明麦麸能改善糖代谢和胰岛素分泌;并发现肠内锌的净吸收率和锌平衡值显著增加,麦麸对铜、钙、镁的肠净吸收率和平衡值无显著影响。

麦麸改善锌平衡与下述因素有关:①肠吸收率增加。②血糖降低,意味着病情改善,合成代谢增加而分解代谢减少,以致身体储锌增加。③麦麸本身含有大量锌,保证了锌的供给。笔者认为:糖尿病患者的膳食中采用适量麦麸,对病情控制及纠正锌缺乏状态大有益处,且并无铜、钙、镁等丧失之虞。

(三)食物纤维降血糖、降血脂的作用机制

食物纤维降血糖、降血脂的作用机制现正在研究中。但考虑与以下机制可能有关。

1. 对胃肠道起单一的机械效应,如增加食物容积,减低能量密度,从而减慢胃的排空时间和食物通过小肠的时间,均能使能量摄入和吸收减少。

2. 通过减弱小肠运动,影响葡萄糖向小肠刷边缘弥散。

3. 使靠近小肠黏膜的未搅动层增加,从而阻碍葡萄糖

的弥散。

4. 对葡萄糖和水向小肠刷边缘的传送转运起阻碍作用。

5. 影响小肠吸收,减缓肠中酶的促食物消化的速率。

6. 阻碍胃肠道激素释放入血液。

已证明高糖类、高纤维素饮食能明显改善外周胰岛素的敏感性。因此,这种饮食结构能防治糖尿病及其并发症,如高脂血症、肥胖症等。

(四)常见食物中粗纤维素的含量

综上所述,强调食用高可溶性食物纤维是合理的,而且最好来自天然食品(表 11)。

表 11 常见食物中粗纤维素的含量

食物名称	纤维素含量	食物名称	纤维素含量
麸 皮	18.0	豌 豆	7.8
荞麦面	6.5	黄豆芽	1.4
小 米	1.3	鲜毛豆	4.5
小米面	1.6	木 耳	33.4
黄米面	2.1	银 耳	33.7
白玉米糁	1.7	蘑 菇	3.4
白玉米面	1.8	海 带	6.1
白高粱米	1.3	紫 菜	27.3
芝 麻	6.2	口 蘑	17.2
黄 豆	11.9	白萝卜	1.0
青 豆	12.9	丝 瓜	0.8
赤小豆	7.1	菜 花	1.4
绿 豆	5.2	荠 菜	1.1

续表

食物名称	纤维素含量	食物名称	纤维素含量
葱 头	1.1	大 葱	1.3
空心菜	1.0	蒜 苗	2.0
冬 笋	6.8	青 蒜	1.9
酸 枣	10.6	韭 菜	1.6
柿子椒	1.3	芹 菜	1.4
茄 子	1.0	莴笋叶	1.0
苦 瓜	1.5	菠 菜	1.4
南 瓜	1.0	小白菜	1.2
茭 白	2.6	大白菜	1.2

四、无机盐对糖尿病的影响

无机盐又叫矿物质。人体内已发现的无机盐有50多种,其重量约为成年人体重的4%。其量虽少,但它们各有其重要的生理功能,有的则构成身体组织的原料。其中又分营养上需要量较大(每日需要量＞100毫克)的常量元素(如钙、磷、钾、钠等),以及营养上需要微量(每日需要量＜100毫克)的微量元素(如铬、钴、铜等)。人体如果缺少这些无机盐,就会影响健康,以致引起各种疾病。

(一)无机盐的需要量及来源

无机盐对糖尿病的影响是多方面的。与糖尿病关系最密切的无机盐有铬(Cr)、钙(Ca)、磷(P)、镁(Mg)。体内对无机盐的需要量及来源见表12。

表 12　无机盐的需要量及来源

无机盐	儿童及青少年	成　人	孕妇及乳母	来　源
铬	3 岁前高于成人 3 岁后同成人	20～50 微克	30～60 微克	啤酒酵母、贝壳类、动物尾巴、蘑菇、小鸡、河虾、黑胡椒、硬水、肝脏、牛肉、苦荞麦、萝卜
钙	1～1.5 克	0.6～0.8 克	1.5～2.0 克	乳类及其制品,贝类(虾米、蛤蜊),鸡蛋、骨粉,绿叶蔬菜,黄豆及其制品,硬果类,麦麸
磷	1.46 克	1.32 克	2.0	动物类(乳、蛋、鱼肉),植物类(粗粮、干豆、硬果、蔬菜等)
镁	150 毫克(婴儿)	250～300 毫克	400 毫克	小米、大麦米、燕麦米、豆类、小麦、紫菜
钾	每日每千克体重0.05 克	2～3 克	适当增加	肉类、乳类、豆类、谷类、蔬菜、水果
锌	需要量比成人稍大	12～16 毫克	适当加量	肝脏、胰脏、肉、鱼、海产品、豆类

(二)铬元素对糖尿病的影响

1. 体内铬的含量　铬是人体不可缺少的一种微量元素。成人体内约含铬 6 毫克。有人估计,体重为 70 千克的人,其体内总铬量为 400～1 300 微克。铬广泛存在于人体内组织及器官中。铬在体内组织及器官中的分布见表 13。铬是一种具有多种原子价的元素,3 价铬是人体必需的微量

45

元素,人体内的铬几乎全是 3 价,它的形式最稳定,在正常的糖代谢和脂肪代谢中具有重要的作用。6 价铬对人体有毒害作用。从 3 价铬转化成 6 价铬需要很多能量,但这种转化在体内是不可能发生的。成人每日需铬 20～50 微克,儿童、孕妇和老年人的需要量则多些。

表 13 人体内组织器官的铬含量

组织或器官	重 量 (千克)	铬平均浓度 (微克/千克)	总铬量 (微克)
骨 骼	10	5～15	50～150
主要器官(肺除外)	4	5～15	20～60
血 液	5.5	<1	<5.5
肌 肉	28	5～10	140～280
表 皮	2.5	50～200	125～500
肺	1.0	10～200	10～200
头 发	0.02	250～1000	5～20
其他(脂肪、真皮、皮下组织)	19	2～5	38～95
合 计	70		400～1300

2. 铬的功能

(1)动物缺铬可以造成糖耐量受损或发展成糖尿病;还可引起高脂血症、动脉粥样硬化、生长滞缓及寿命缩短等。补铬有逆转上述现象的作用。

(2)铬的作用直接和胰岛素有关,能激活胰岛素,是正常糖代谢及脂肪代谢必需的微量元素,内源性铬复合体可纠正糖代谢及脂肪代谢紊乱。

(3)饮食中的铬缺乏和 2 型糖尿病有关。如果补充适量的铬就会减轻组织胰岛素抵抗性。因此,维持良好的铬营养,有助于预防和延缓2型糖尿病的发生。

(4)铬是一些酶活化中的必需元素,也是葡萄糖耐量因子的重要成分。补充铬能改善糖尿病患者和糖耐量异常者的葡萄糖耐量,降低血糖、血脂,增强胰岛素的敏感性。临床试验证明,补充铬后,能很快纠正缺铬儿童和长期肠外营养患者的糖耐量异常。

(5)2型糖尿病患者的血清铬不能反映机体的铬营养状态,可通过补铬治疗试验来判断。

近年来,有人将铬的作用机制进行研究,认为铬有利于糖代谢,可能是通过影响胰岛素结构的稳定性或胰岛素的聚集状态而起作用。总之,铬能改善糖耐量的确切机制仍不完全清楚,有待进一步探讨。

3. 高铬酵母　食物铬是生物活性高的酵母铬。通过饮食调节来增加患者铬的摄入量,是补充铬的最佳途径,为从微量元素角度治疗糖尿病开辟了一条新的途径。高铬酵母除富含铬外,还含有丰富的蛋白质、B族维生素、磷酸酶、α-淀粉酶、半纤维素酶、消化酶、谷胱甘肽、核酸、粗纤维等成分,具有营养强化、润肠通便、助消化等作用。除可用于治疗药物外,也可用于食品工业进行营养强化和食品加工,为预防医学开拓了新的领域。高铬酵母在食品工业中有如下用途。

(1)最适于点心、面包、饼干等快餐的营养强化。添加量为2%～3%。

(2)改善点心、面包生面团质量,增加延展性,便于操作。添加量为0.5%～1%。

(3)提高熟食品、冷冻食品的风味。添加量为2%～3%。

(4)在高脂肪、脂溶性维生素 A、维生素 D、维生素 E、维生素 K 食品中添加酵母,起抗氧化作用。添加量为 1%。

(5)酵母可提高肉制品本身的黏合性和保水性,并能增加香味。添加量为 1%～3%。

(6)酵母可与一定量果汁、调味剂混合制成营养强化饮料。

我们认为,糖尿病患者应当调整饮食结构,增加铬的摄入量,在限制总热能的前提下,限制精制食品的摄入,适量食用粗粮和含铬丰富的食物。此外,用高铬酵母作食品添加剂,为糖尿病患者提供了强化铬食品,也可能是防治糖尿病的新途径。

4. 食物中铬的含量　见表 14。

表 14　一些食物中铬的含量

食物名称	铬含量(微克/千克,湿重)	
	平均值	范　围
精面粉	<20	
麦　麸	50	
肉(牛、猪、小鸡)		10～60
淡水鱼		<10
蔬　菜		5～30
坚　果	140	
牛　奶	10	
精制糖	<20	
蛋　黄	200	

（三）钙元素对糖尿病的影响

钙是人体不可缺少的一种常量元素。成人体内约含钙1 200克，其中99％的钙以羟磷灰石的形式构成骨盐，而存在于骨骼和牙齿中，是构成骨骼和牙齿的主要成分；其余1％的钙则分布在体液及软组织中。钙在体内能调节心脏和神经系统活动，使肌肉维持一定的紧张度，维持脑组织的正常功能，也是血液凝固的必需物质。

钙元素与糖尿病并发症关系密切。1型糖尿病可并发特异性骨病，有骨骼异常和风湿样表现，其特点为游走性骨关节病。糖尿病引起的骨质疏松属继发性骨质疏松症。糖尿病与无机盐、骨代谢紊乱的关系非常复杂。据大多数学者的意见，糖尿病患者由于缺少胰岛素，呈高血糖状态，大量含糖尿液排出时，大量钙、磷亦由尿中丢失。实验结果证实，糖尿病患者尿钙丢失的主要原因是由于肾小管滤过率增加，对钙、磷的重吸收减少。此外，肾脏在丢失钙、磷的同时，骨皮质中含有的镁也同时丢失，呈低镁状态。当糖代谢改善后，无机盐代谢可恢复正常。临床结果已表明，糖尿病经胰岛素治疗后尿钙可下降至正常范围。

国外专家曾详细报道了糖尿病并发骨质疏松症，并收集到了糖尿病可引起体内无机盐代谢紊乱，骨骼中无机盐成分减少的证据，并证实了糖尿病可出现骨皮质变薄现象。横向研究证明，在患糖尿病2～3年后，骨中钙的减少变得明显了，病程短于5年的糖尿病患者的骨质疏松症可以和长期糖尿病患者一样严重。

因此，在治疗糖尿病时，应及时补充钙及适量的维生素

D。如按照成人每日需要 0.6～0.8 克钙计算,则应大力提倡从饮食中补充。补钙有助于改善糖尿病患者的骨质疏松症,降低患者动脉粥样硬化发展速度,以及纠正细胞内缺钙和对抗糖尿病肾病的发展,应予以足够的重视。

(四)磷元素对糖尿病的影响

磷是人体不可缺少的常量元素。成人体内约含磷 700 克,相当于人体重量的 1%。它是构成骨骼、牙齿的主要材料,也是细胞、体液,尤其是脑组织的重要成分。磷维持体内酸碱平衡,参与体内物质代谢。

糖尿病性骨质疏松症的发生与大量钙、磷的丢失有相关性。磷的缺乏能影响糖尿病的骨代谢,当糖代谢改善后,磷元素能恢复正常。

在糖尿病酮症酸中毒和非酮症高渗性综合征时,血清磷可降低,并随着胰岛素的应用,磷的水平不断降低。这是由于尿中丢磷(对容量的反应)和磷转移到细胞内(对胰岛素的反应)所致。补磷可使血清磷水平恢复正常。

(五)钾元素对糖尿病的影响

钾是人体不可缺少的一种常量元素。正常成人体内含钾约 140 克,主要分布在细胞内,贮藏在肌肉和红细胞中。它是细胞内液中的主要阳离子,亦是细胞外液的主要成分,对维持人体内液渗透压和酸碱平衡起着重要的作用,能调节和维持心脏节律,加强肌肉的兴奋,并参与蛋白质、糖类和热能代谢。

并发酮症酸中毒的糖尿病患者,已从尿液中丢失钾,又因呕吐、摄入减少而不能补充钾,但所测血钾常在正常范围,这是因为细胞内钾转移到细胞外所致。当患者血钾开始偏低或正常时应立即补钾,因为随着碱性药物和胰岛素的应用,钾将很快由细胞外转移到细胞内而使血钾进一步降低。由于糖尿病酮症酸中毒对血钾的影响是显著的,为避免补充碱剂和胰岛素而导致的血钾下降,患者应酌情补钾。

(六)镁元素对糖尿病的影响

镁也是人体不可缺少的一种常量元素。成人体内约含镁 25 克。它主要以磷酸盐和碳酸盐的形式参与骨骼和牙齿组成,其余分布在软组织和细胞间质内,是细胞内液的主要成分之一,能激活体内多种酶,维持核酸结构的稳定性,还可调节神经系统和肌肉的活动。

近年来已观察到,人体如缺乏镁元素,可产生胰岛素抵抗、糖类耐受性减低、动脉粥样硬化加速、血脂异常、高血压,以及糖尿病患者妊娠期间的不良后果。

镁缺乏有 3 个主要原因:①尿中排泄过多(如利尿药治疗、糖尿病酮症酸中毒)。②肠道吸收减少。③摄入减少。糖尿病肾功能不全的患者可以发生高镁血症。

临床已证实在 1 型和 2 型糖尿病中存在着低镁血症。糖尿病患者的镁缺乏最可能是由于长期糖尿继发地出现尿镁排出过多。但是短期的血糖控制不能恢复血清镁水平。

在糖尿病酮症酸中毒时,因镁、钾离子从细胞内逸出,可以见到血钾和血镁同时升高或均正常。适当补充液体和胰岛素治疗后,镁浓度可以急速下降,类似于血钾的变化。

虽然已有大量证据说明镁缺乏与胰岛素抵抗、糖尿病和高血压的形成等有关，但还未能证实补充镁对上述疾病有治疗作用。通常应采用营养平衡膳食方案，从饮食中供给足量的镁。

（七）锌元素对糖尿病的影响

锌是人体不可缺少的一种微量元素。成人体内含锌量约为 1.5 克，分布于人体的一切器官和血液中，以骨骼和皮肤及眼球中的含量为最多。它是体内物质代谢中很多酶的组成部分和活化剂，参与核酸和蛋白质的合成，与糖、维生素 A 的代谢，以及胰腺、性腺、脑下垂体、消化系统和皮肤的正常功能有密切关系。

锌与糖尿病的关系十分密切。有人对锌元素进行过深入研究，指出稳定的 2 型糖尿病患者的血清锌浓度降低，以及所有具有低水平血（尿）糖的糖尿病患者都出现尿锌流失增加。还有研究结果表明 2 型糖尿病患者锌吸收不良。

此外，尿锌流失同平均血清葡萄糖浓度相关，提示缺锌可能改善 2 型糖尿病患者的胰岛素敏感性。1987 年，国外学者已证实血清锌浓度同糖尿病糖化血红蛋白呈负相关，这和锌与血清三酰甘油之间呈负相关一样。

第三章 糖尿病患者食谱

一、糖尿病食谱的计算方法

糖尿病饮食治疗应以患者体重的改变(标准体重的维持)、健康状况、活动能力、发育状态等总体情况作为参考条件,必要时加以适当的调整,而不是单凭血糖和尿糖值的高低来作为饮食调节的指标。

糖尿病饮食的计算方法有细算法、粗算法、主食固定法、统一菜肴法及食品交换法。

(一)细算法

细算法是按患者的性别、年龄、身高、体重及劳动情况,计算每日所需总热能的糖类、蛋白质及脂肪克数。

1. 标准体重计算公式 有以下几种:

(1)简便计算:身高(厘米)-105=标准体重(千克)

(2)精细计算:[身高(厘米)-100]×0.9=标准体重(千克)

(3)最近军事科学院还推出一计算中国人理想体重的方法:

北方人理想体重=[身高(厘米)-150]×0.6+50千克

南方人理想体重=[身高(厘米)-150]×0.6+48千克

(4)标准体重世界卫生组织推荐的计算方法:

男性:[身高(厘米)-80]×70%=标准体重

女性:[身高(厘米)-70]×60%=标准体重

标准体重正负 10%为正常体重

标准体重正负 10%~20%为体重过重或过轻

标准体重正负 20%以上为肥胖或体重不足

2. 糖尿病患者的总热能计算 总热能中糖类约占 60%,蛋白质占 15%~20%,脂肪占 20%~25%。总热能按理想体重计算,每千克体重所需热能为:

(1)休息状态:83.7~104.6 千焦(20~25 千卡)×标准体重。

(2)轻体力劳动:104.6~125.5 千焦(25~30 千卡)×标准体重。

(3)中等体力劳动:125.5~146.4 千焦(30~35 千卡)×标准体重。

(4)重体力劳动:167.4~188.3 千焦(40~45 千卡)×标准体重。

总热能在开始计算时可低些。为了达到标准体重,应该限制总热能以减肥。除了标准体重所需热能外,儿童还要加上生长和发育所需的热能;妊娠期糖尿病患者每日需增加 627.6~1 464.4 千焦(150~350 千卡)的热能;哺乳期应增加 3347.2 千焦(800 千卡)热能,并在副食中适当增加蛋白质及脂肪的用量。

3. 儿童糖尿病患者在生长发育期间所需热能 儿童与成人糖尿病患者不同,其每千克体重所需热能如下。

5 岁以下:每日每千克体重需 292.9 千焦(70 千卡)。

10 岁以下:每日每千克体重需 251 千焦(60 千卡)。

15 岁以下:每日每千克体重需 209.2 千焦(50 千卡)。

4. 计算举例 男性糖尿病患者,身高 1.70 米,体重 80 千克,中等体力劳动者。

(1)计算理想体重:简便计算标准体重=身高-105

170-105=65 千克。标准体重=65 千克。

(2)判断患者体型:$\dfrac{80-65}{65}\times100=\dfrac{15}{65}\times100=23\%$

该患者超体重 23%,属肥胖型糖尿病。

(3)中等体力劳动者,每日每千克需 125.5 千焦(30 千卡)热能。

(4)计算患者一日总摄入量:65×30=8 158.8 千焦(1 950千卡)/天。

(5)一日食谱安排

主食 300 克,4 602.4 千焦(1 100 千卡)

牛乳 250 克,669.4 千焦(160 千卡)

黄豆 50 克,836.8 千焦(200 千卡)

瘦肉 75 克,502 千焦(120 千卡)

蛋 1 个,334.7 千焦(80 千卡)

油 1.5 勺,502 千焦(120 千卡)

菜 500 克,334.7 千焦(80 千卡)

总热能 7 782 千焦(1 860 千卡)

中等体力劳动者,每日总摄入量应为 8 158.8 千焦(1 950 千卡),由于患者体型肥胖,需控制体重,故实际摄入的总热能为 7 782 千焦(1 860 千卡)。

5. 食物成分及热能 为了便于计算食物热能,可从食物成分表中算出应该进食哪些食物及其数量。

各种食物营养成分及热能见表 15～表 18。

表 15　蔬菜类营养成分及热能(每 100 克)

食物名称	糖　类 (克)	蛋白质 (克)	脂　肪 (克)	热　能	
				(千焦)	(千卡)
大白菜	3	1		66.9	16
小白菜	2	1		50.2	12
油　菜	4	2		100.4	24
菠　菜	2	2		66.9	16
圆白菜	4	1		83.7	20
韭　菜	4	2		100.4	24
白萝卜	6	1		117.2	28
心里美	6	1		117.2	28
小红萝卜	3	1		66.9	16
南　瓜	1			16.7	4
冬　瓜	2			33.5	8
黄　瓜	2	1		50.2	12
西红柿	2	1		50.2	12
芹　菜	2	2		66.9	16
茄　子	3	2		83.7	20

表 16　水果、干果类营养成分及热能(每 100 克)

食物名称	糖　类 (克)	蛋白质 (克)	脂　肪 (克)	热　能	
				(千焦)	(千卡)
香　蕉	20	1		351.5	84
苹　果	15			251.0	60
梨	12			200.8	48
橘　子	12	1		217.6	52
柿　子	11	1		200.8	48
西　瓜	4	1		83.7	20

续表

食物名称	糖 类	蛋白质	脂 肪	热 能	
	（克）	（克）	（克）	（千焦）	（千卡）
香 瓜	4			66.9	16
红 果	22	1		384.9	92
红 枣	24	1		418.4	100
干 枣	63	2		1087.8	260
柿 饼	60			1037.6	248
西瓜子	19	32	39	2322.1	555
南瓜子	23	35	32	2125.7	520
花生仁	20	27	45	2481.1	593
核桃仁	10	15	63	2790.7	667

表 17 主食类营养成分及热能（每 100 克）

食物名称	糖 类	蛋白质	脂 肪	热 能	
	（克）	（克）	（克）	（千焦）	（千卡）
粳 米	77	8	1	1460.2	349
籼 米	74	8	3	1485.3	355
标准面粉	75	10	2	1497.9	358
玉米面	72	10	4	1522.9	364
馒 头	43	10	2	962.3	230
挂 面	70	10	2	1414.1	338
小 米	73	10	4	1539.7	368
高粱米	77	8	2	1497.8	358
红小豆	58	21	1	1359.8	325
绿 豆	59	22	1	1393.3	333
青 豆	30	37	18	1799.1	430

续表

食物名称	糖　类 （克）	蛋白质 （克）	脂　肪 （克）	热　能	
				（千焦）	（千卡）
黄　豆	25	36	18	1698.7	406
黑　豆	19	50	12	1606.7	384
白　薯	29	2		518.8	124
土　豆	16	2	1	343.1	82

表18　肉类营养成分及热能（每100克）

食物名称	糖　类 （克）	蛋白质 （克）	脂　肪 （克）	热　能	
				（千焦）	（千卡）
猪瘦肉		20	30	1464.4	350
牛瘦肉		20	10	711.3	170
羊瘦肉		11	29	1276.1	305
猪　肝	3	20	4	535.5	128
鸡　肉		23	7	648.5	155
鸭　肉		17	8	585.7	140
鲤　鱼		17	5	472.8	113
黄　鱼		17	1	322.2	77
带壳鸡蛋		13	10	594.1	142
带　鱼		18	7	564.8	135
鲜牛乳	5	3	4	284.5	68
鲜羊乳	6	4	5	335.6	85
对　虾		21	1	389.1	93
带壳鸭蛋		7	8	418.4	100

注：各种食物所含营养成分每克产热为：1克糖类产热16.7千焦（4千卡）；1克蛋白质产热16.7千焦（4千卡）；1克脂肪产热37.6千焦（9千卡）

(二)粗算法

粗算法是根据成人糖尿病患者的体型和体力情况计算所需总热能。通过标准体重计算可判断患者体型。

正常:标准体重±10%以内。

肥胖:超过标准体重10%～20%。

超肥胖:超过标准体重20%以上。

减轻:低于标准体重10%～20%。

消瘦:低于标准体重20%。

凡是超过标准体重20%者为肥胖型糖尿病患者。应严格采用低糖、低脂肪及较高蛋白质的膳食。同时增加体力活动,减轻体重。每日供应热能应在5 020.8千焦(1 200千卡)以下,主食为200～300克,其中含糖类150～250克;蛋白质为30～60克;脂肪25克,且应占总热能的20%以下。

一般成人糖尿病患者所需总热能见表19。

表19　成人糖尿病患者每日所需总热能

体　型	需要热能[千焦(千卡)]/千克体重			
	重体力劳动	中等体力劳动	轻体力劳动	休　息
正常型	167.4(40)	146.4(35)	125.5(30)	62.7～83.7 (15～20)
肥胖型	146.4(35)	125.5(30)	83.7～104.6 (20～25)	62.7(15)
消瘦型	167.4～209.2 (40～50)	167.4(40)	146.4(35)	83.7～104.6 (20～25)

从日常生活的临床角度来看,粗算法简便易行。可以粗略估计为:①肥胖、超肥胖型糖尿病患者,宜采用肥胖型糖尿病膳食。②体重正常,一般健康状况较好的糖尿病患者,宜选择糖尿病普通膳食。③体型消瘦、儿童、孕妇、乳母、营养不良、有消耗性疾病者,要考虑高蛋白糖尿病膳食。

(三)主食固定法

本法是根据患者体力劳动的需要,将每日三餐中的主食固定。全日主食量有 4 种分配方式:①休息患者。每日 200～250 克。②轻体力劳动患者。每日 250～300 克。③中等体力劳动患者。每日 300～350 克。④重体力劳动患者。每日 400 克以上。

总热能的全日分配需根据病情恰当安排。一般三餐分配法有:早餐 1/5、中餐 2/5、晚餐 2/5。少量多餐者,除中午、晚上各进食 100 克外,其余均为 50 克。当每日的总热能及进餐次数形成规律后,三餐的分配量不得随意更改,三餐也不可两餐用,否则会打乱体内的代谢过程,对糖尿病病情的控制产生不良影响。因此,每日的进食规律应坚持下来。

(四)统一菜肴法

采用统一菜肴量的方法,既简化了医院营养室的工作量,又能达到食疗的目的。菜肴分普食组和高蛋白膳食组。

1. 糖尿病普通食谱 糖尿病普通食谱由菜肴和主食两部分构成。每份菜肴每日的营养物质约含蛋白质 30 克,脂肪 50 克,糖类 5 克,总热能为 2 510.4～2 719.6 千焦(600～

650千卡）。

（1）一份普通食谱菜肴的组成、营养素含量及热能见表20。

以下表为例，在菜肴提供的 2 607 千焦（623 千卡）热能的基础上，加米 100 克，则每日所进蛋白质可达 38.7克，脂肪 50.4 克，糖类 90 克，总热能为 4045.9 千焦（967千卡）。

表20 一份糖尿病普通食谱菜肴的组成、营养素含量及热能

食物名称	食物重量 (克)	蛋白质 (克)	脂肪 (克)	糖类 (克)	热能	
					（千焦）	（千卡）
鸡 蛋	35(1个)	5	4		234.3	56
猪瘦肉	100	16.7	28.8	1	1 380.7	330
鱼	50	9	2		225.9	54
含糖3%的蔬菜	400			12	200.8	48
植物油	15		15		564.8	135
总 计		30.7	49.8	13	2 607	623

（2）各种普通食谱的营养素含量及热能见表21。

表21 糖尿病普通食谱的营养素含量及热能

主食—份菜肴						
主 食 (克)	蛋白质 (克)	脂 肪 (克)	糖 类 (克)	热能	
				（千焦）	（千卡）
100	38.7	50.4	90	4045.9	967
150	42.7	50.7	128.5	4773.9	1141
200	46.7	51	167	5496.9	1313.8
250	50.7	51.3	205.5	6219.5	1486.5

主食一份菜肴					
主　食	蛋白质	脂　肪	糖　类	热　能	
（克）	（克）	（克）	（克）	（千焦）	（千卡）
300	54.7	51.6	244	6942	1659.2
350	58.7	51.9	282.5	7664.6	1831.9
400	62.7	52.2	321	8387.2	2004.6
450	66.7	52.5	359.5	9109.8	2177.3
500	70.7	52.8	398	9832.4	2350

注：一份菜肴组成见表20，供热2 607千焦（623千卡）

2. 糖尿病高蛋白食谱　糖尿病高蛋白食谱由菜肴和主食两部分构成。每份菜肴每日提供的营养物质约含蛋白质40克，脂肪60克，糖类25克，总热能为3 346.2千焦（800千卡）左右。

（1）一份菜肴的组成、营养素含量及热能见表22。

表22　一份糖尿病高蛋白食谱菜肴的组成、营养素含量及热能

食物名称	食物重量	蛋白质	脂　肪	糖　类	热　能	
	（克）	（克）	（克）	（克）	（千焦）	（千卡）
牛　奶	0.5（磅）	8	10	12	711.2	170
鸡　蛋	35（1个）	5	4		234.3	56
猪瘦肉	100	16.7	28.8	1	1380.7	330
鱼	50	9	2		225.9	54
含糖3%的蔬菜	400			12	200.8	48
植物油	15		15		564.8	135
合　计		38.7	59.8	25	3318	793

以上表为例,在每日菜肴提供 3 318 千焦(793 千卡)热能基础上,加米 100 克,则每日所进食的蛋白质可达 46.7克,脂肪 60.4 克,糖类 102 克,总热能为 4 757.2 千焦(1 137千卡)。

(2)各种糖尿病高蛋白食谱的营养素含量及热能见表23。

表 23　糖尿病高蛋白食谱的营养素含量及热能

主食一份菜肴					
主　食	蛋白质	脂　肪	糖　类	热　能	
(克)	(克)	(克)	(克)	(千焦)	(千卡)
100	46.7	60.4	102	4757.2	1137
150	50.7	60.7	140.5	5485.2	1311
200	54.7	61	179	6209	1484
250	58.7	61.3	215.5	6928	1656
300	62.7	61.6	256	7652.5	1829
350	66.7	61.9	294.5	8376.3	2002
400	70.7	62.2	333	9100.2	2175
450	74.7	62.5	371.5	9824	2348
500	78.7	62.8	410	10543.6	2520

(五)食物交换法

食物交换法是根据我国人民的饮食习惯及常用食物,将食物所含营养素的近似值分为 6 类(表24),制订出每类食物的一个交换单位(份)的重量、热能及三大营养素的数量,还制订了各类食物的等值交换表。医生根据患者的具体情况,定出全日所需的总热能的三大营养素的数量后,患者可采用简单的食物交换表格,选择个人食物种类的单位份数,安排适合个人口味的每日膳食。现将其具体内容列表见表24~表33。

表24　食品交换份四大类(九小类)内容和营养价值

食品交换份四大类(九小类)内容和营养价值

组　别	类　别	每份重量 (克)	每份热能 (千卡)	蛋白质 (克)	脂　肪 (克)	糖　类 (克)	主要营养素
谷薯组	谷　类	25	90	2	—	40	糖　类
	淀粉类	25	90	0.1~0.15	—	40	膳食纤维
蔬果组	蔬菜类	500	90	5	—	17	无机盐
	水果类	200	90	1	—	21	膳食纤维
肉蛋组	大豆类	25	90	9	4	—	蛋白质
	奶　类	160	90	5	5	6	脂　肪
	肉蛋类	50	90	9	6	—	—
油脂组	坚果类	15	90	4	7	2	脂　肪
	油脂类	10	90	—	10		脂　肪

表25　等值谷薯类交换

等值谷薯类食品交换表

(每交换份谷薯类供蛋白质2克,糖类20克,热能90千卡)

食品	重量(克)	食品	重量(克)
大米、小米、糯米、薏苡仁	25	绿豆、红豆、芸豆、干豌豆	25
高粱米、玉米糁	25	干粉条、干莲子	25
面粉、米粉、玉米面	25	油条、油饼、苏打饼干	35
米饭	65	烧饼、烙饼、馒头	35
燕麦片	25	生面条、魔芋生面条	35
荞麦面、苦荞麦	25	湿粉皮	150
通心粉	25		

表 26　等值淀粉类食品交换

等值淀粉(糖)类食品交换表

（每交换份淀粉类供非优质蛋白质 0.1～0.25 克,热能 90 千卡）

食品	重量(克)	食品	重量(克)
麦淀粉	50	食糖	45
玉米淀粉	50	粉皮、粉丝	50
藕粉、菱角粉	50		

表 27　等值水果类食品交换

等值水果类食品交换表

（每交换份水果供蛋白质 1 克,糖类 21 克,热能 90 千卡）

食品	重量(克)	食品	重量(克)
柿、香蕉、鲜荔枝(带皮)	150	李子、杏(带皮)	200
梨、桃、苹果(带皮)	200	橘子、橙子、柚子(带皮)	200
葡萄(带皮)	200	草莓	300
猕猴桃(带皮)	200	西瓜	500

表 28　等值蔬菜交换

等值蔬菜类食品交换表

（每交换份蔬菜类提供蛋白质 5 克,糖类 17 克,热能 90 千卡）

食品	重量(克)	食品	重量(克)
大白菜、圆白菜、菠菜、油菜	500	白萝卜、青椒、茭白、冬笋	400
韭菜、茴香、圆蒿	500	倭瓜、菜花	350
芹菜、莴笋	500	豇豆、扁豆、洋葱、蒜苗	250
西葫芦、西红柿、冬瓜、苦瓜	500	胡萝卜	200
芥兰菜	500	百合、芋头	100
苋菜、龙须菜	500	毛豆、鲜豌豆	70
绿豆芽、鲜蘑、水浸海带	500	马铃薯、山药	100

表 29　等值豆类交换

等值大豆类食品交换表

（每交换份大豆类提供蛋白质 9 克,脂肪 4 克,糖类 4 克,热能 90 千卡）

食品	重量(克)	食品	重量(克)
腐竹	20	北豆腐	100
大豆、黄豆	25	南豆腐	150
大豆粉	25	豆浆	400
豆腐丝	50	蚕豆	25

表 30　等值乳类交换

等值奶类食品交换表

（每交换份奶类提供蛋白质 5 克,脂肪 5 克,糖类 6 克,热能 90 千卡）

食品	重量(克)	食品	重量(克)
奶粉	20	牛奶	160
脱脂奶粉	25	羊奶	160
奶酪	25	无糖酸奶	130

表 31　等值肉蛋类交换

等值肉蛋类食品交换表

（每交换份肉蛋类提供蛋白质 9 克,脂肪 6 克,热能 90 千卡）

食品	重量(克)	食品	重量(克)
火腿、香肠	20	鸡蛋粉	15
猪肥瘦肉	25	鸡蛋(1 大个带壳)	60
叉烧肉、午餐肉	35	鸭蛋、松花蛋	60
酱牛肉、酱鸭、大肉肠	35	鹌鹑蛋	60
猪牛羊瘦肉	50	鸡蛋清	150
带骨排骨	50	带鱼	80
鸭肉	50	草鱼、鲤鱼、甲鱼、比目鱼	80

续表

等值肉蛋类食品交换表
（每交换份肉蛋类提供蛋白质 9 克，脂肪 6 克，热能 90 千卡）

食品	重量（克）	食品	重量（克）
鹅　肉	50	大黄鱼、鳝鱼、黑鲢、鲫鱼	80
兔　肉	100	对虾、青虾、鲜贝	80
蟹肉、水浸鱿鱼	100	水浸海参	350

表 32　等值油脂类交换

等值油脂类食品交换表
（每交换份油脂类提供脂肪 10 克，热能 90 千卡）

食品	重量（克）	食品	重量（克）
花生油、香油	10	猪　油	10
玉米油、菜子油	10	牛　油	10
豆　油	10	羊　油	10
红花油	10	黄　油	10

表 33　等值坚果类交换

等值坚果类食品交换表
（每交换份坚果类提供蛋白质 4 克，热能 90 千卡）

食品	重量（克）	食品	重量（克）
核桃、杏仁	25	葵花子	25
花生仁	25	西瓜子	40

　　为便于了解不同热能糖尿病饮食的营养素及热能百分比，见表 34、表 35。

表 34　不同热能糖尿病饮食所含营养素及热能百分比

饮食热能		蛋白质		脂肪		糖类	
（千焦）	（千卡）	重量（克）	热能比（%）	重量（克）	热能比（%）	重量（克）	热能比（%）
4184.0	1000	50	20	28	25	138	55
5020.8	1200	57	19	33	25	168	56
5857.6	1400	62	18	37	25	200	57
6694.4	1600	73	18	43	24	232	58
7531.2	1800	77	17	48	24	266	59
8368.0	2000	86	17	52	23	300	60
9204.8	2200	90	16	56	23	335	61
10041.6	2400	98	16	60	22	372	62

表 35　不同热能糖尿病饮食内容

饮食热能		总份数	谷类		蔬菜类		瘦肉类		豆乳类		油脂类	
千焦	千卡		重量（克）	单位（份）	重量（克）	单位（份）	重量（克）	单位（份）	重量（克）	单位（份）	重量（克）	单位（份）
4184.0	1000	8	150	3	500	1	100	2	40	1	9	1
5020.8	1200	9.5	200	4	500	1	100	2	40	1	14	1.5
5857.6	1400	11	225	4.5	500	1	150	3	40	1	14	1.5
6694.4	1600	12.5	250	5	500	1	200	4	40	1	14	1.5
7531.2	1800	14	300	6	500	1	200	4	40	1	18	2
8368.0	2000	15.5	350	7	500	1	225	4.5	40	1	22	2
9204.8	2200	16.5	400	8	500	1	225	4.5	40	1	22	2
10041.6	2400	18	450	9	500	1	250	5	40	1	27	2

注：上述二表摘自协和医院营养部有关糖尿病饮食治疗资料

二、糖尿病食谱的辨证施食

糖尿病食谱除了考虑总热能、三大营养素的配比、体型、劳动强度等具体情况外,不要忽视中医的"热者寒之,寒者热之,实者泻之,虚者补之,春秋有别,冬夏不同"的原则,因人因时辨证施食。食物和药物一样,亦具有寒热温凉之别,这种辨证用膳的食疗方法是应该遵循的。如春天吃菜粥,夏天喝绿豆粥、秋天用藕粥,冬天食腊八粥。性凉的清补食物有绿豆、百合等;性平的平补食物有玉米、赤豆等;性温的温补食物有核桃肉、红枣等。不同体质的人,应选用不同性能的食谱,如脾胃虚寒的人,宜制定温补的食谱,不宜安排性凉清火的食谱;阴虚内热的患者,应制定清补的食谱,而不应安排性温生火的食谱。

(一)不同食物的性味分类

一般将食物分为寒凉、温热、平性三大类(表 36)。

表 36　不同食物的性味分类

性味分类	食　　物
温热性	禽肉水产:猪肚、狗肉、羊肉、猪肝、鸡肉、鱼肉、雀肉、白花蛇肉、乌梢蛇肉、带鱼、鲫鱼、鳝鱼、虾肉、海参、淡菜
	蔬菜豆类:黄豆、蚕豆、刀豆、胡萝卜、辣椒、韭菜、芥菜、香菜、油菜、胡椒、南瓜、葱、姜、蒜
	其他:红糖、糯米、羊乳、核桃、红枣

性味分类	食　物
寒凉性	禽肉水产：猪肉、鸭肉、兔肉、鹅肉、鲍鱼肉、牡蛎肉、田螺、螃蟹、猪肾
	蔬菜豆类：菠菜、白菜、莴笋、豆芽菜、扁豆、芹菜、苋菜、冬苋菜、百合、竹笋、黄瓜、西红柿、苦瓜、茄子、冬瓜
	菌藻类：裙带菜、鹿角菜、紫菜、海带、蘑菇
	水果：西瓜、香蕉、鸭梨、橙子、柚子、柿子
	其他：大麦、小麦、绿豆、小米、白糖、牛乳、豆腐、茶叶、生蜂蜜、食盐
平　性	肉类水产：牛肉、牛肚、猪胰、羊肺、黄花鱼、鲤鱼、墨鱼、泥鳅、海蜇、海螺
	蔬菜豆类：红小豆、黑豆、红豆、豌豆、四季豆、丝瓜、莲子、香菇、花菜、土豆、黄花菜、藕、山药
	水果：杏仁、大枣、葡萄、梅子、枇杷、番石榴、山楂、无花果、橘子、柑子
	其他：鸡蛋、鸭蛋、粳米、玉米、木耳

上表食物除具有性味特点外,对人体健康的作用还与其气味的厚薄密切相关,所不同的是食物的这种特点没有药物作用显著。

(二)食物的选择

中医界许多专家认为,糖尿病患者多表现为阴虚燥热之证,治疗上常予以益气养阴、清热滋肾之法。因此,在辨证施食的基础上最好选用寒凉滋润之品,如银耳、百合、荸荠、梨等以甘寒润肺;山药、莲子、茯苓、核桃仁、扁豆等以益肾健脾;绿豆以清热解毒祛暑;丝瓜、冬瓜、荸荠、枸杞子、芹菜、海带、马齿苋等以清热泻火滋阴。但将含糖量高的食物作为副食时,应减少相等含糖量的主食。食物烹调时,食盐、酱油、醋、葱、姜、大料等调味品可随意选用,但不宜过量,以清淡为佳。

(三)食物的禁忌

1. 糖尿病患者当体质处在燥热时 患者应忌食助热生火、香燥伤阴的食品,如蔬菜中的韭菜、蒜苗、辣椒、姜、胡椒、香菇、茴香、芹菜等;肉类中的狗肉、驴肉、羊肉、鹿肉等;海鲜中的带鱼、螃蟹、蚶子等。

2. 糖尿病患者在选用食物时应注意配伍 患者除了要辨证施食外,还要注意以下食物之间的配伍情况。

猪肉与马肉、牛肉、羊肝、荞麦同食,食之则病;与鸡蛋、鲫鱼、黄豆同食,易引起气滞;和龟肉、蟹肉同食伤人。

鸡肉忌胡蒜、芥末、糯米、李子、狗肉、鲤鱼;与兔肉同食令人泻泄。

雀肉不能和猪肝、白木耳同食。

鸭蛋忌鳖肉、李子、桑葚。

猪肺与菜花同食,令人气滞。

猪肝忌鱼类,食则生痈疽;与荞麦面、豆浆同食易患痼疾;和鲤鱼肠子同食则伤人神气。

狗肉同蒜食损人元气;与菱同食易生癫。

兔肉忌鸡肉。

鳖肉忌兔、鸭、猪肉,苋菜,鸡蛋。

鲫鱼忌鹿肉、猪肉、芥菜、砂糖。

鲤鱼忌狗肉、猪肝。

鳝鱼忌猪肉、狗肉、狗血。

龟肉不可和酒果及苋菜同食。

3. 患者应注意药食的相互作用 除了以上食物之间存在着不相宜的情况以外，还应注意以下食物与药物之间、药物与调味品之间的禁忌和相反情况。

猪肉反乌梅、桔梗、黄连、胡黄连、苍术、商陆，畏杏仁、百合。

猪血忌与地黄、何首乌同服。

猪心忌与吴茱萸同食。

鳖肉忌芥子、薄荷、苋菜。

鲤鱼忌砂仁、天冬。

鸡肉忌芥子。

雀肉忌白术、李子。

蜂蜜忌土茯苓、威灵仙。

茶叶忌铁屑。

服用补益剂忌食莱菔子及大寒大凉食品。

服用荆芥后忌食鱼、蟹。

服用威灵仙、土茯苓应忌茶叶。

羊肉反半夏、菖蒲。

鲫鱼反厚朴，忌麦冬、沙参。

三、糖尿病患者居家饮食调理

糖尿病患者在家庭中可以根据具体情况灵活安排自己的膳食。在制订个人饮食计划时，要尽量做到品种多，种类全，富含维生素的粗纤维，而且要求新鲜卫生，这样才能使膳食营养更趋于平衡。

各种食品所需量值，要根据自己的身高、体重、具体病情,科学地计算出每日的总热能,再按不同的食物所含营养成分及热能来安排好一天的食谱。在安排食谱的同时,应注意饮食的质量与营养价值,不能单纯以数量求热能。

(一)肥胖型糖尿病患者的饮食调理

减轻体重,是治疗肥胖型糖尿病患者的首要措施,而控制饮食是减轻体重的一项重要内容。其要点如下。

(1)在病情稳定的情况下,应严格限制每日的热能供应,使之低于消耗量,但体重降低不宜过速、过猛。一般规定每日热能摄入在5 020.8千焦(1 200千卡)左右,或较正常需要量减至2 092～5 020.8千焦(500～1 200千卡),即有可能使体重减轻。其减少量应根据肥胖程度和患者的接受能力而定。膳食中限用高糖、高脂肪(包括植物油)热能高的饮食。在保证机体蛋白质及各种营养素基本需要的基础上,必须减少"收入",增加"支出",即要使热能摄入与消耗之间产生负平衡,促使体重下降,最终达到标准体重。

(2)在控制热能的基础上,应保证患者的营养需要。蛋白质进量不要过低,按每千克理想体重1.0克左右供给,尽量选用精瘦肉(不用猪肉,其瘦肉含脂肪量也较高),蛋,乳,豆制品等。蛋白质食品一能充饥,二能促进体内热能消耗,三能减少人体组织分解。

(3)用餐时,忌用肥肉、油炸食物、油制品、花生、核桃等油脂多的食品;菜肴以蒸、煮、拌等少油制法为佳。每日主食量一般限制在150～200克,过低易出现饥饿性酮体。由于饮食量的减少可能引起无机盐、维生素的不足,因此除多选食蔬菜外,可适当进食一些去脂牛奶、豆浆、豆制品等,以补充钙和维生素,必要时可酌情补充钙和维生素制剂。

(4)在采用低热能饮食的同时,运动量不宜减少,且要适当增加以提高热能消耗及促进体脂的分解,以达到减轻体重的目的。

总之,对糖尿病患者控制饮食,有利于其体重的降低。体重减轻了,则组织细胞对胰岛素的敏感度增强,病情也就可以得到改善。在控制饮食过程中,一定要注意营养平衡,以满足机体的正常需要,否则不利于病情的控制且有损于健康。

食谱举例

早餐:麦麸饼干50克,豆浆200毫升。

加餐:苹果75克。

午餐:主食75克,芹菜炒肉丝(芹菜100克,精瘦肉30克),炖豆腐(豆腐100克)。

加餐:苹果或梨100克。

晚餐:主食50克,韭菜炒鸡蛋(韭菜100克,鸡蛋50克),冬瓜虾仁(冬瓜150克,虾仁20克)。

加餐:苹果75克。

全日烹调用油10克。全日总热能约为5 020.8千焦(1 200千卡)。如感到饥饿,食用高纤维蔬菜可减少热能摄入并产生饱腹感,有利于减肥膳食的坚持。

(二)糖尿病性高血压患者的饮食调理

糖尿病患者的高血压不仅发生率高,而且发生得早,男女均随年龄增长而增高。因此,在糖尿病性高血压的防治中,合理营养是十分重要的,其效果有时不亚于降压药物。

通过控制热能和体重,保证膳食中钙和维生素 C 的含量,限制食盐的摄入量,可以起到调节控制血压的作用。

食谱举例

早餐:主食 50 克,牛奶 250 克,腐乳 1 块,海米拌菠菜(海米 10 克,菠菜 100 克)。

午餐:主食 100 克,肉丝炒芹菜(猪瘦肉 50 克,芹菜 100 克),海带豆腐汤(豆腐 200 克,海带 50 克)。

加餐:水果 100 克。

晚餐:主食 75 克,清蒸带鱼(带鱼 100 克),炒小白菜(小白菜 300～400 克)。

全日烹调用油 20 克。全日总热能约为 7 531.2 千焦(1 800 千卡)。

(三)糖尿病性冠心病患者的饮食调理

糖尿病患者并发冠心病较早,发展较快,尤以女性为多。此外,糖尿病性冠心病的发病与饮食营养有直接或间接关系。因此,重视合理的膳食,是防治糖尿病性冠心病的重要措施之一。

通过控制热能,保持理想体重,适当增加膳食纤维摄入,保证必需的无机盐及微量元素供给,提供丰富的维生素,可以达到防治糖尿病性冠心病的目的。

食谱举例

早餐:主食 50 克,豆浆 250 克,茶蛋 1 个,炝芹菜(芹菜 50 克,花生仁 15 克)。

午餐:主食 100 克,肉丝面汤(面条 25 克,猪瘦肉 10 克,木耳 10 克),西红柿炒鸡蛋(西红柿 150 克,鸡蛋 50 克),红烧鲢鱼(白鲢 100 克)。

晚餐:主食 50 克,绿豆汤(大米 30 克,绿豆 20 克),炒油菜(油菜 150 克),五香豆腐丝(干豆腐 100 克)。

全日烹调用油 15 克。全日总热能约为 8 200.6 千焦(1 960 千卡)。

(四)糖尿病性高脂血症患者的饮食调理

糖尿病所致的脂质代谢异常对动脉粥样硬化的发生及发展的影响是十分明显的。糖尿病性高脂血症的膳食控制及合理调配是最重要的防治措施之一,对于延缓高脂血症发展,减少动脉粥样硬化的形成,有积极作用。

1. 糖尿病伴高脂血症患者 通过限制膳食胆固醇和动物性脂肪摄入,增加膳食纤维,适当食用一些具有降血脂、降胆固醇的食物,可起到辅助治疗作用。

食谱举例

早餐:主食 50 克,牛奶 250 克,拌瓜丝(黄瓜 75 克,豆腐干 30 克)。

午餐:主食 50 克,馄饨汤(面粉 50 克,猪瘦肉 20 克),炒葱头(葱头 100 克,猪瘦肉 10 克),菠菜粉丝(菠菜 100 克,粉丝 10 克),熘豆腐(豆腐 100 克)。

晚餐:主食 75 克,玉米糁子粥(玉米 75 克),炒小白菜(小白菜 100 克),什锦小菜(胡萝卜 20 克,芹菜 20 克,青萝卜 20 克,圆白菜 20 克)。

餐后:水果 100 克。

全日烹调用油 20 克。全日总热能约为 6 736.2 千焦(1 610 千卡)。

适合活动量较少、体重正常的男性或从事较轻劳动的女性。

2. 2 型糖尿病伴高血压高脂血症患者每日营养素　总热能 1 500～1 600 千卡,糖类 200 克,蛋白质 60～70 克,脂肪 40～50 克。

食谱举例

早餐:低脂牛奶 1 杯,煮鸡蛋 1 只,切片面包 2 片,生黄瓜半条。

午餐:鲫鱼豆腐汤(鲫鱼 150 克、豆腐 200 克),塔菜炒香菇(塔菜 200 克,香菇两只),米饭 3/4 小碗,一餐烹调油一匙

晚餐:青椒茭白丝(青椒 150 克,茭白丝 50 克),紫菜虾皮汤(紫菜、虾皮各 2 克),蒸牛肉饼(牛肉 50 克,淀粉 5 克,做法见后),荞麦大米饭 3/4 碗,一餐烹调油一匙。

晚上加餐:中等大小橘子 1 只。

全日用盐<5 克(注意:很多调料如酱油、醋、味精都含盐)。

(五)糖尿病性脑血管病患者的饮食调理

糖尿病性脑血管病是糖尿病致死、致残的主要原因之一。脑血管病可分为缺血性和出血性两大类。病后多数患者生活不能自理,在饮食上需要得到亲人更多的照料和体贴,所以饮食调养具有十分重要的作用。

食谱举例

1. 急性期　糖尿病性脑血管病患者在急性期间的食谱为管饲混合奶,可用混合奶 1 500 毫升,米汤 500 毫升,菜汁

500 毫升,混合粉 100 克配制而成,分 5 次食用,每次量为 500 毫升。

全日总热能约为 7 531.2 千焦(1 800 千卡)。

2. 恢复期 糖尿病性脑血管病患者在恢复期间的食谱为:

早餐:大枣粥(大米 50 克,大枣 20 克),炒鸡蛋(鸡蛋 50 克),小咸菜 10 克。

加餐:香蕉 100 克。

午餐:大米软饭 50 克,肉丝面汤(挂面 25 克,精瘦肉 20 克),肉末豆腐(豆腐 100 克,牛肉末 20 克),炒绿豆芽(绿豆芽 100 克)。

加餐:橘汁 200 毫升。

晚餐:面条 100 克,肉丝炒芹菜(芹菜 100 克,猪肉 30 克)。

加餐:豆浆 250 克。

全日烹调用油 25 克。全日总热能约为 7 112.8 千焦(1 700 千卡)。

注:急性期、恢复期食用高糖或升糖指数高的食物,要调整降糖药。病情稳定后继续用糖尿病食谱。

(六)糖尿病性肾病患者的饮食调理

糖尿病性肾病患者在食物选择时,应有利于减轻肾脏负担及消除或减轻临床症状。食谱的制订主要根据蛋白尿的程度及氮质血症情况而定,无论蛋白质供应数量多少,均应充分注意优质蛋白质的供给。

(1)糖尿病性肾病患者的饮食,每日的总热能仍需按规定的公式去计算,不必增加总热能的摄取。主食总量应保持在 250~350 克,蔬菜可以多吃。

(2)视患者有无高血压及水肿情况,分别给予低盐、无盐饮食。

(3)糖尿病性肾病患者虽有蛋白尿,但肾功能正常,每日蛋白质的摄入量最好适量放宽,以 80~100 克为宜,且以动物优质蛋白质为主。如某患者主食 300 克及豆腐干 100 克,各含蛋白质 25 克;1 个鸡蛋含蛋白质 13 克,100 克瘦肉及鱼,各含蛋白质 17~19 克。对于有氮质血症的患者,在治疗上有一定矛盾,即蛋白质摄入量不足,易发生低蛋白血症;蛋白质含量较高,易加重氮质血症。因此,要查尿素氮,即根据尿素氮(克)×3 的公式,计算蛋白质入量,必要时可输血浆、白蛋白及氨基酸。

(4)宜选用富含维生素 A、维生素 B_2 及维生素 C 的食物(不含糖食物)。

(5)水分不要盲目限制,要根据患者水肿、血压等病情变化,决定水的摄入量。

(6)伴有高脂血症时,应限制膳食中饱和脂肪酸的含量;伴有贫血时,可补充富含铁、维生素 B_{12}、叶酸等食物,如木耳、菠菜等。

(7)限制对肾脏有刺激作用的食物,如芥末、辣椒等。

食谱举例:

早餐:麦淀粉饼 50 克,牛奶 200 毫升。

加餐:香蕉 100 克。

午餐:主食 100 克,西红柿炒鸡蛋(西红柿 100 克,鸡蛋 50 克),素炒油菜(油菜 100 克)。

加餐:苹果 50 克。

晚餐:麦淀粉面片 100 克(麦淀粉 100 克,精肉 30 克),拌菠菜(菠菜 100 克,粉丝 10 克,虾仁 10 克)。

全日烹调用油 20 克。全日总热能为 7 112.8 千焦(1 700千卡)。

(七)糖尿病性脂肪肝患者的饮食调理

成年型糖尿病性脂肪肝与肥胖型糖尿病有关,约有50％的糖尿病患者并发脂肪肝。常以肝脏内的脂质代谢紊乱、脂蛋白合成障碍、胰岛素分泌不足等为主要发病原因。此外,长期酗酒、营养过剩,亦是不可忽视的因素。

通过限制脂肪和糖类的摄入及补充适当的优质蛋白质,可以使肝细胞内的脂肪氧化消耗,起到保护肝细胞,促进肝细胞的修复和再生作用。

食谱举例

早餐:主食 50 克,豆浆 250 毫升,红腐乳 10 克,小咸菜10 克。

午餐:主食 100 克,韭菜炒鸡蛋(韭菜 100 克,鸡蛋 50克),菠菜牛肉丝(菠菜 100 克,牛肉 50 克),西红柿鸡蛋汤(西红柿 50 克,鸡蛋 20 克)。

晚餐:莜麦面饼 50 克,小米粥 50 克,菜花炖肉(菜花100 克,猪肉 50 克),腐竹炒芹菜(腐竹 50 克,芹菜 100 克)。

全日烹调用油 15 克。全日总热能约为 6 945.4 千焦(1 660千卡)。

(八)糖尿病性肝硬化患者的饮食调理

糖尿病和肝硬化之间有以下三方面的相互联系:一为糖尿病引致的肝脏组织学及功能的改变,早期临床表现为糖尿病性脂肪肝,有人认为它可能是导致肝硬化的原因之一(此类变化纯系糖尿病引起);二为肝病引致的糖代谢失常及糖尿病;三为糖尿病和肝病同时存在。糖尿病和肝脏的许多问题尚未阐明,有待进一步深入研究。

通过适量的热能膳食,补充高蛋白,采用低脂肪、低纤维食物,常有利于肝细胞的修复,并对有低蛋白血症和腹水的糖尿病并发肝硬化患者更为适宜。

食谱举例

早餐:馒头 50 克,豆浆 250 毫升,五香花生仁 30 克,什锦小咸菜 30 克。

加餐:香蕉 50 克。

午餐:大米饭 100 克,鱼肉丸子(白鲢鱼 100 克,油菜 50 克),虾仁冬瓜(虾仁 10 克,冬瓜 100 克)。

加餐:苹果 100 克。

晚餐:蒸糕(大米面 50 克,面粉 50 克),素三样(胡萝卜、土豆、青椒各 50 克),甩袖汤(鸡蛋 50 克,海带 30 克,小白菜 30 克)。

全日烹调用油 25 克。全日总热能约为 7 949.6 千焦(1 900 千卡)。

(九)糖尿病并发胆囊炎、胆石症患者的饮食调理

糖尿病患者由于糖代谢紊乱,易致胆汁淤滞及排泄障

碍,因此并发胆石症比较多见,且易发生胆囊炎,一旦感染严重时,死亡率较高,应予足够的重视。

当糖尿病并发胆囊炎或胆石症时,烹调宜采用煮、软烧、卤、蒸、汆、烩、炖、焖等方法,忌用熘、炸、煎等。提倡少量多餐,因可反复刺激胆囊收缩,促进胆汁排出,达到胆汁引流目的。

食谱举例

早餐:花卷50克,大米稀粥25克,酱豆腐10克,酱甜瓜10克。

加餐:西红柿汁100克。

午餐:大米软饭100克,爆鱼片(青鱼100克,笋片20克),炒苦瓜(苦瓜100克)。

加餐:藕粉50克。

晚餐:小米粥50克,馒头50克,肉末豆腐(猪瘦肉末20克,豆腐100克),拌黄瓜丝(黄瓜100克,粉丝20克)。

全日烹调用油20克。全日总热能约为7 782.2千焦(1 860千卡)。

(十)糖尿病并发尿路感染患者的饮食调理

糖尿病易并发尿路感染,发作时有尿路刺激症状。一般认为肾盂肾炎及输尿管炎为上泌尿道感染,尿道炎、膀胱炎为下泌尿道感染。

通过膳食调理和大量饮水,有利于调节尿液酸碱度,增加尿量,促进细菌及炎性分泌物迅速排出。

食谱举例

早餐:主食50克,鸡蛋汤(鸡蛋1只),雪里蕻烧豆腐(豆腐 100 克,雪里蕻 50 克)。

加餐:豆浆 250 毫升(无糖)。

午餐:主食 100 克,素炒豆芽菜(绿豆芽 100 克),土豆烧牛肉(牛肉 100 克,土豆 50 克),紫菜汤(紫菜 10 克,小白菜叶 20 克)。

加餐:牛奶 200 毫升(无糖)。

晚餐:主食 75 克,拌苦瓜丝(苦瓜 100 克),菠菜豆腐汤(菠菜 50 克,豆腐 50 克)。

全日烹调用油 15 克。全日总热能约为 6 966.3 千焦(1 665 千卡)。

(十一)糖尿病并发便秘患者的饮食调理

糖尿病并发便秘多见于老年糖尿病患者,因此宜采用含非水溶性纤维多的高渣膳食,以利于刺激肠蠕动;多饮水以利于通便;常食洋葱、萝卜、生黄瓜等产气性食物对防治便秘亦有利。

食谱举例

早餐:麦麸饼干 50 克,豆浆 250 毫升,煮茶蛋(鸡蛋 50 克),炝芹菜(芹菜 75 克)。

午餐:大米饭 100 克,炒黄豆芽(黄豆芽 100 克,猪瘦肉 10 克),洋葱肉片(洋葱 100 克,牛肉 20 克),紫菜汤(紫菜 10 克,小白菜叶 30 克)。

晚餐:主食 75 克,豆角炖肉(豆角 100 克,肥瘦肉 30 克),排骨萝卜汤(排骨 50 克,萝卜 100 克)。

全日烹调用油 25 克。全日总热能约为 7 112.8 千焦(1 700 千卡)。

(十二)糖尿病并发气管炎患者的饮食调理

支气管炎是糖尿病常见的伴发症(伴随病)之一。因此,宜多选择中性食物,鼓励患者多饮水以助祛痰润肺;保证优质蛋白质的供给,以提高机体抗感染的能力。

食谱举例

早餐:馒头75克,豆浆200毫升,榨菜丝10克,咸鸭蛋1个。

午餐:大米饭100克,木耳丝瓜汤(木耳10克,丝瓜15克),红烧鱼(白鲢鱼100克)。

晚餐:面包50克,大米稀饭50克,酱牛肉50克,素炒小白菜(小白菜100克)。

加餐:水果100克。

全日烹调用油20克。全日总热能约为7112.8千焦(1700千卡)。

(十三)糖尿病并发肺结核患者的饮食调理

糖尿病并发肺结核是糖尿病的特殊感染,多见于中、老年糖尿病患者,发病急骤,进展迅速,病情不易控制。

因为糖尿病并发肺结核是进行性消耗性疾病,患者有体重减轻、食欲缺乏等表现,所以,宜选择高蛋白、富含维生素及具有润肺祛痰等功能的食物。

食谱举例

早餐:主食50克,牛奶250毫升,煮鸡蛋1个(鸡蛋50克)。

加餐:白木耳汤200毫升,加白糖5克。

午餐:主食 100 克,炒荤素(猪瘦肉 50 克,豆腐干 50 克,胡萝卜 100 克),木耳丝瓜汤(黑木耳 10 克,丝瓜 50 克)。

加餐:梨汁 50 克。

晚餐:主食 75 克,笋尖焖豆腐(豆腐 100 克,笋尖 10 克,海米 10 克,口蘑 5 克)。

加餐:苹果 50 克。

全日烹调用油 20 克。全日总热能约为 8 368 千焦(2 000 千卡)。

(十四)糖尿病并发骨质疏松症患者的饮食调理

糖尿病并发骨质疏松症多见于老年性糖尿病患者,好发于男性,且随着年龄的增长而加重。由此宜选择含钙、磷及维生素 D 丰富的食物,以补充体内含量的不足。

食谱举例

早餐:主食 50 克,新鲜牛奶 250 毫升,醋鸡蛋 1 个,拌黄瓜丝(黄瓜 100 克)。

午餐:主食 100 克,西红柿炒牛肉(牛肉 50 克,西红柿 250 克),素炒油菜(油菜 100 克),紫菜汤(紫菜 10 克)。

晚餐:主食 75 克,排骨汤(排骨 150 克),香干素炒青菜(香干 50 克,青菜 100 克)。

加餐:水果 100 克。

全日烹调用油 20 克。全日总热能约为 7 949.6 千焦(1 900 千卡)。

(十五)糖尿病并发痛风患者的饮食调理

限制嘌呤含量多的食物摄取,应该根据病人的病情轻重、所处病期、并发症和降尿酸的药物应用情况而分别对待。

1. 急性痛风发作期的食物选择 痛风急性发作期只能采用牛奶、鸡蛋、精制面粉及含嘌呤少的蔬菜,多吃水果及大量饮水。禁食一切肉类及含嘌呤丰富的食物(禁用1,2,3类食物,任选4类食物)。可采用严格低嘌呤半流质膳食、软饭或普通饭。

2. 慢性痛风的食物选择 慢性期的病人可在全天蛋白质摄入量范围内,牛奶、鸡蛋清可不限量。全鸡蛋每日限食1个。瘦肉类,白色肉类(鱼、鸡)每日可选用100克,也可采用水煮肉类,弃其汤食其肉可减少嘌呤摄入。有建议每周2天按急性期膳食供给,其余5天可选用含嘌呤2,3类食物。严禁一次吃过多的肉类及含嘌呤丰富的食物,如动物内脏类、浓肉汤类、沙丁鱼等。少用或不用含嘌呤多的蔬菜,如龙须菜、菠菜、蘑菇、鲜豌豆类等。其他可选用精制米面及含嘌呤少的蔬菜(多选用黄绿色蔬菜、水果等)。禁用1类食物,限量选用2,3类食物,任意选用4类食物。

附:食物嘌呤含量 根据食物嘌呤含量将食物分为以下4类。

1类:含嘌呤最多的食物(每100克含嘌呤150～1 000毫克)有肝、脑、肾、牛羊肚、沙丁鱼、凤尾鱼、鱼子、胰脏、浓肉汤、肉精、浓肉汁。

2类:含嘌呤较多的食物(每100克含嘌呤75～150毫克)有扁豆、干豆类、干豌豆、鲤鱼、大比目鱼、鲈鱼、贝壳类水产、熏火腿、猪肉、牛肉、牛舌、小牛肉、野鸡、鸽子、鸭、野鸭、鹌鹑、鹅、绵羊肉、兔、鹿肉、火鸡、鳗鱼、鳝鱼、淡鸡汤、淡肉汤、淡肝汤。

3 类：含嘌呤较少的食物（每 100 克含嘌呤≤75 毫克）有芦笋、菜花、龙须菜、四季豆、青豆、鲜豌豆、菜豆、菠菜、蘑菇、麦片、青鱼、鲜鱼、鲑鱼、金枪鱼、白鱼、龙虾、鳝鱼、鸡肉、火腿、羊肉、浓牛肉汤、花生、麦麸面包。

4 类：含嘌呤很少的食物（每 100 克含嘌呤≤30 毫克）有奶类、奶酪、蛋类、水果类、可可、咖啡、茶、海参、果汁饮料、豆浆、糖果、蜂蜜，精制谷类（如富强粉、精磨稻米、玉米），蔬菜类（如紫菜头、卷心菜、胡萝卜、芹菜、黄瓜、茄子、冬瓜、土豆、山芋、莴笋、西红柿、葱头、白菜、南瓜），果酱。

以上食物嘌呤含量分类表多取材于未经烹调的食物，故仅供参考。

（十六）糖尿病并发高血尿酸的饮食调理

1. 摄入充足的液体　液体入量充足有利于尿酸排出，延缓肾脏进行性损害，每日应饮水 2 000 毫升以上，为防止夜尿浓缩，夜间亦补充水分。

2. 保持或稍低于理想体重　限制总热能每日 104.6～125.52 千焦（25～30 千卡）/千克；蛋白质为每日 0.8～1 克/千克；脂肪全日约 50 克；因脂肪可促进尿酸潴留，故应以糖类作为能量的主要来源。

3. 素食为主的碱性食物　尿酸在尿的溶解性与 pH 值相关，尿的 pH 值越高，尿酸的溶解性亦增加，故提倡以新鲜蔬菜、水果、牛奶、硬果、植物性食物为主。

4. 避免饮酒及酒精饮料　酒精代谢使血乳酸浓度升

高,乳酸可抑制肾小管分泌尿酸,可使肾排泄尿酸降低,酗酒如与饥饿同时存在,常是痛风急性发作的诱因。啤酒本身含有大量嘌呤,可使血尿酸浓度增高。饮酒会促使脂肪酸合成,会有高三酰甘油症。

5. 避免高嘌呤食物　由于外源性嘌呤约占体内尿酸的20%,内源性嘌呤约占体内尿酸的80%。从食物中摄取嘌呤时,常是诱发暂时性高尿酸血症致使痛风急性发作的原因。

食谱举例

早餐:牛奶250克,富强粉面包50克。

加餐:梨1个(或保健饮)。

午餐:番茄鸡肉卷心菜(鸡肉75克,卷心菜150克,西红柿100克,油15克),大米饭100克。

下午:苹果1个。

晚餐:黄瓜炒鸡蛋(鸡蛋1个,黄瓜200克,油15克),小米粥50克,花卷50克。

(十七)儿童糖尿病患者的饮食调理

原则上应满足儿童生长发育的需要,并维持正常的生活与学习,饮食量不要过分限制。患儿年龄不同,所需热能亦不同。在参考身长、体重变化及生长发育的同时,与同龄健康儿童摄取的总热能大体相同,但要防止过食及肥胖。

发育期患儿所需热能可按下列公式计算:

每日总热能:千焦(千卡)=4 180千焦(1 000千卡)+(年龄-1)×418千焦(100千卡)

或分年龄段计算:

(1) 5 岁以下:每日 293 千焦(70 千卡)/千克体重。

(2) 6~10 岁:每日 251 千焦(60 千卡)/千克体重。

(3) 11~15 岁:每日 209 千焦(50 千卡)/千克体重。

应考虑到患儿生长发育的特殊性,蛋白质应占总热能 20%,脂肪占 30%,糖类占 50%. 患儿的餐次分配,除 3 次正餐外,还应有 2~3 次加餐。

(十八)老年糖尿病患者的饮食调理

老年糖尿病患者的饮食除了应根据《中国居民膳食指南》的原则,以及前述的糖尿病饮食治疗方案之外,还要注意老年人病理生理的变化。

1. 热能摄入与体力活动要平衡 这样才能达到或保持适宜体重。不少老年糖尿病患者因基础代谢下降,体力活动减少,热能消耗也随之减少。如果仍保持以往的食量,往往容易超重或肥胖,导致对胰岛素不敏感。因此,应限制热能,使肥胖者体重逐渐有所减轻。减体重要在医务人员指导下进行,速度以每周降 0.5~1 千克为宜,不能采取饥饿疗法。另一方面也要看到,部分老年患者体重过低,存在不同程度的营养不良,此时则应增加热能摄入,并鼓励食物多样化,保证充足的营养。

2. 采用低脂低胆固醇膳食 如尽可能少用荤油、肥肉、减少猪肉食用比例,提倡多吃鱼、兔肉及去皮的禽肉。避免进食肝、肾、鱼子等含胆固醇高的食物。蛋黄限量(每周不超过 2~3 个)食用。植物油每日不超过 25 克(半两)。鼓励多用蒸、煮、炖、拌等少油的烹调方法。

3. 吃清淡少盐的膳食 这点对老年人特别重要。从防治高血压来讲,提倡每人每日食盐用量不超过 6 克(包括酱油、咸菜在内)。另外,少食油腻和油炸、油煎、烟熏的食物。

4. 常吃奶类、豆类及其制品 这对老年患者来说具有重要的意义。因糖尿病患者随着尿液要丢失不少钙、磷、镁等无机盐,所以容易引起骨质疏松,而奶类及其制品是钙的丰富来源,且易被身体吸收。如饮奶量大,则选脱脂奶较好,因奶中脂肪属饱和脂肪酸。豆类除含钙和维生素之外,还有不饱和脂肪酸及植物固醇,对降血脂有利,又是植物性蛋白质的良好来源,可避免膳食中肉类过多所带来的弊端。

(十九)妊娠糖尿病患者的饮食调理

1. 合理控制总热能 妊娠前 4 个月与非妊娠时相似,孕中期、晚期热能按理想体重约每千克体重 125.52～146.44 千焦(30～35 千卡),要求整个妊娠过程总体重增加 10～15 千克为宜,但是同时必须避免过低热能摄入而发生酮症。

2. 糖类 应避免精制糖的摄入,但主食应保证每天 250～350 克(5～7 两),过低不利于胎儿生长。

3. 蛋白质 每日摄入约 100 克,1/3 以上为优质蛋白质。

4. 脂肪 摄入量占总热能的 30% 以下,特别是坚果类食品应适量摄入。

5. 膳食纤维 可能有助于降低过多的餐后血糖,可适量增加其在膳食中的比例,水果可根据病情的好坏适量食用。

6. 餐次安排 在妊娠糖尿病的饮食中发挥非常重要的作用,少量多餐,每日5～6餐,定时定量的进餐能有效地控制血糖,适当加餐既能有效治疗高血糖又能预防低血糖症的发生。

7. 体育锻炼 必须配合一定量的体育锻炼,避免剧烈运动。整个妊娠过程都要坚持。

8. 其他 饮食控制后血糖仍高于理想水平,应尽早采用胰岛素治疗。

(二十)一般糖尿病患者居家调养1周食谱

一般糖尿病患者在家调养的1周食谱可以根据饮食原则灵活安排。要注意兼顾每一种食物品种的多样化,讲究色、香、味,以促进食欲;在烹调过程中,力求保存食物中的营养成分;注意食品的质量,保持其清洁卫生,以免发生食物中毒。1周食谱安排见表37。

表37 一般糖尿病患者居家调养的1周食谱安排

星　期	早　餐	午　餐	晚　餐
星期一	牛奶250克	米饭	绿豆粥
	馒头	葱烧海参	花卷
	煮鸡蛋1个	泡菜	酱牛肉
	酱豆腐		拌芹菜
			豆腐干
星期二	豆浆300毫升	牛肉面	米饭
	小烧饼	拌萝卜丝	砂锅豆腐
	泡菜		
	煮鸡蛋1个		

续表

星 期	早 餐	午 餐	晚 餐
星期三	小米粥 煮鸡蛋1个 豆腐干拌菠菜	猪肉包子 拌黄瓜丝	绿豆粥 馒头 蒜苗炒豆腐 生西红柿
星期四	牛奶250克 玉米饼 蒜肠 咸芹菜	米饭 炒鳝鱼糊 小白菜汤	鸡蛋汤面 拍小萝卜
星期五	豆浆300毫升 馒头 煮鸡蛋1个 酱豆腐	猪肉饺子 香椿拌豆腐	玉米粥 花卷 素炒豆芽菜 酱肉
星期六	大米粥 馒头 煮鸡蛋1个 素鸡拌芹菜	米饭 虾片炒蒜苗 香菜汤	馄饨 馒头 海蜇拌黄瓜 熏鸡丝
星期日	玉米粥 煮鸡蛋1个 拌咸萝卜丝 酱豆腐	米饭 清蒸鱼 泡莴笋	小豆粥 千层饼 拌茄泥 酱鸭

注:糖尿病患者合并慢性胃炎、妊娠期或手术后恢复期等时,需采用流质(如粥等)升糖指数高的食物,要高速降糖药。病情稳定后继续用糖尿病食谱。

四、糖尿病患者节日饮食注意事项

糖尿病患者在节假日期间,亲朋好友常常聚会,饮食比平常要丰盛,生活也不规律,这给糖尿病患者的正常治疗带来了许多干扰。节日时间,在临床上常常看到糖尿病患者的病情加重,无论是空腹血糖还是餐后血糖都增高,血脂、血压控制也不良,糖尿病的各种慢性并发症也往往加重,患者抵抗力下降,出现细菌或病毒感染现象,导致糖尿病患者住院率增加,医疗费用增加,给家庭和社会带来了许多负担。

在节日期间,一定要注意饮食的平衡、合理的体育锻炼、定期的监测血糖、及时恰当地调整口服药物或胰岛素的剂量,使血糖维持在正常水平(空腹血糖<6.1毫摩/升,餐后血糖<7.8毫摩/升),同时也不应对高脂血症、高血压等的治疗放松,仍然要按照医嘱按时服药。在饮食上要力图清淡,避免高糖、高脂肪、高盐、高嘌呤饮食,积极戒烟,限制饮酒,每日摄入食盐应限制在6克以下。在服用磺脲类促胰岛素分泌药的患者还应避免饮酒,以免发生低血糖。在节日期间生活应规律,讲求个人卫生,预防各种感染。节日期间糖尿病病人饮食最容易失控,而饮食失控又是加重糖尿病的重要原因,如何使糖尿病病人既可以在节日期间控制好饮食,又可以过一个健康、愉快的节日,提出以下8个注意事项,并奉送大家三句话,供大家参考。

1. 牢记自己是患者 患者要严格控制饮食,以平常心来对待节日饮食,做到了这一点,即便是家人团圆,朋友相聚,你决不会因高兴而放纵,因热情敬劝而畅饮。

2. 进餐必须定时定量 患者的饮食必须定时定量,而节假日中生活规律常常被打破,吃饭不定时,餐次分配不合理,食物量也不知不觉地发生了变化,如果只按时吃药而未按时进餐的话则很容易出现低血糖。

3. 饮酒应限量 在节假日的特殊日子里,病友偶尔、少量喝点酒也是允许的,少量的概念是红酒 50～100 毫升,啤酒 250～350 毫升或低度白酒 50 毫升,即便如此,也应相应减少 25 克主食(干重)摄入。千万别以为酒精在人体代谢过程中不需要胰岛素参与而不会使血糖升高就可以多喝。经常、过量饮酒不仅可能使饮食控制失衡(高热能、水溶性维生素丢失及代谢紊乱),而且易诱发低血糖。

4. 少吃或不吃零食 零食一般是指三餐饮食以外、容易获取的即食食品,包括范围较广,如坚果、干果、鲜果、蜜饯、果脯、糕点、饮料、加工好的农副产品等食品。通常,病友是不宜吃零食的,因为多数零食特别是坚果和糕点类的热能值或血糖指数较高,很容易使你摄取过多的热能而导致饮食控制失败或因引起血糖波动较大,而影响病情的稳定。

5. 饮食要清淡 许多人只知道口味较重(偏咸)对心脏病等病人不利,而不知道对血糖也有影响。

6. 远离大鱼大肉 节日里,不管是在家还是在餐馆里,几乎都是动物性食物为主。这样的膳食食物结构不管是对健康人或病人都是不合理的。如果病人摄取大量的动物性食物,就必然导致蛋白质摄入增加,过多的蛋白质不仅同样可以使血糖升高,而且可加重病人肝、肾负担及造成代谢紊乱。面对食物的诱惑,病友要有高度的自控能力,即使是自己特别喜好的美味佳肴,尽量做到只吃一箸。相反,应保证摄取足够的蔬菜和主食。

7. 主食尽量选择粗、杂粮 如荞麦、燕麦、玉米、小米等。由于多数人盲目追求食物的口感,以至于加工得越精细的粮食越有市场。尤其是逢年过节,很少有人还会想起有利健康的粗杂粮。如果粮食吃得越精,血糖就会升得越高越快,病情也就越糟。所以病友应尽量以粗、杂粮来代替精、细粮,同时应注意避免食用由精细粮食加工的年糕、汤圆、元宵甚至是面包、馒头等。当然粗、杂粮的口感不好,有的病人不喜欢,请记住:再难吃的食物也比药物好吃。

8. 吃水果有讲究 只有血糖控制满意的病人才能吃水果,时间应安排在两餐之间,一次进食水果量以一个谷类交换单位为限;如 25 克大米(或面)与 200 克苹果、橘,或 250 克梨、桃,或 300 克菠萝、芒果,或 350 克哈密瓜、柚子所含热能大致相等,同时注意勿将水果打成果汁饮用,以及用干果代替水果。

最后希望病友在节假日牢记三句话:"五匹马车不松套,生活规律保持好,精神愉快勿过劳"。

糖尿病人节日食谱举例:

早餐:牛奶 250 毫升,杂粮面包(面粉 50 克)

中餐:大米(50 克),16 度红葡萄酒(50 克),清水火锅(草鱼 40 克,肉片 30 克,豆腐 50 克,小白菜 100 克,土豆 150 克,芫荽 100 克,凤尾菌 100 克)

晚餐:大米(100 克),苦瓜(150 克)炒瘦肉(70 克),炒莴笋叶(150 克)

加餐:柑橘(200 克)

全日烹调用油 18 克。

营养计算:热能 6 498.57 千焦[1 552 千卡(包括酒精热能 45 千卡)],蛋白质 67 克,脂肪 42 克,糖类 217 克。

(一)元宵节糖尿病患者饮食注意事项

每年农历的正月十五日是中国的传统节日——元宵节。品尝美味香甜的元宵是元宵节的乐趣之一,由于制作元宵所用的食材是糯米面和甜馅,使得有些糖尿病病人提起元宵来就望而却步。其实只要注意以下几点,糖尿病患者也可以在元宵节享受美味的汤圆。

1. 警惕市面上的"无糖汤圆" 元宵节至,有些糖友看到市面上有无糖汤圆,以为无糖汤圆对病情没有影响从而"肆无忌惮"地多吃一些,殊不知这些无糖汤圆反而成了"温柔陷阱"。元宵以糯米为主原料,本身油腻、热能高,即使内馅不注明糖分高的豆沙、水果、黑芝麻,也很容易使糖尿病病人血糖升高。尤其许多患者是正餐之余吃汤圆,摄取的热能过大必然会发病,甚至出现酸中毒和昏迷等危重状况。因此,"无糖"二字并非糖尿病的饮食法宝。

2. 如何安心吃元宵 选择元宵时可选用甜味剂制作的元宵,排除了蔗糖对血糖的影响。患有糖尿病的儿童和老年人吃元宵时不要贪快,不要大口地吃,而是应该慢慢地分几口吃下。

除了糖外,元宵的皮和馅料(如红豆、黑芝麻、花生、果料等)都是升高血糖的"能手"。所以,即使是无糖元宵,吃时也不要贪多,每次以不超过3个(1两)为宜。

(二)端午节糖尿病患者饮食注意事项

端午节的传统是赛龙舟、吃粽子。粽子中常有含糖量很高的红枣、豆沙等,吃时通常还要加糖拌和,如果不加节制,就会损害胰岛功能,引起患者血糖和尿糖迅速上升,加重病情,甚至出现昏迷、中毒。所以,糖尿病病人吃粽子要多加限制,避免引起血糖和尿糖迅速上升,加重病情。如果吃了粽子,还要相应地减少主食的量。

很多人喜欢吃五花肉做的肉粽。肉粽虽然蛋白含量高,却含有大量脂肪。例如,一个普通的咸肉粽子,含米量约一至一碗半的饭,热能为 1 673.6～2 092 千焦(400～500卡)。因此,高血脂病人应避免食用,可选择豆沙粽、小枣粽和八宝粽等。糯米升糖指数高,不管是甜粽还是肉粽,糖尿病病人都应控制食用。

有心血管疾病并发症的糖尿病病人也不宜吃。粽子的品种繁多,其中肉粽子和猪油豆沙粽子所含脂肪多,属油腻食品。患有高血压、高血脂、冠心病的人吃多了,可增加血液黏稠度,影响血液循环,加重心脏负担和缺血程度,诱发心绞痛和心肌梗死。

1. 蘸酱　粽子额外加的蘸酱也要特别注意,如甜辣酱每 10 克(约半汤匙)就含有 3 克糖,再加上淋酱时通常不会用汤匙来控制分量。因此,不知不觉就会摄取过多的糖分。

酱油每 1 毫升有 63 毫克的钠,有高血压的人也应注意用量。粳粽一般会沾果糖或糖浆,最好以沾代糖来取代甜味。

2. 糖类的摄取量　举例来说,一个约 200 克的传统肉粽,约提供 45 克糖类(相当于一碗八分满白饭);粳粽未沾糖时一个约 50 克,提供 30 克糖类(相当于半碗白饭),以糯米粉做成的粿粽,一个平均 100 克,约提供 30 克糖类(相当于半碗白饭);豆沙粽 1 个大约 200 克,提供将近 100 克糖类

（包含额外加入的砂糖，相当于1碗半的白饭）。

3. 吃巧多变化 吃粽子的小技巧，在于内馅避免摄取过多油脂及胆固醇，所以若自家包的粽子，可以将原本的咸蛋黄、肥猪肉、花生替代成蒟蒻、栗子、萝卜干、竹笋、香菇、瘦肉，以五谷米或紫米取代原本的糯米，并将包粽子的米量减少。

若原本包入60克糯米可改包入40克糯米，以减少油脂分量及增加膳食纤维，可以更玲珑可口。

北部粽是将糯米用油炒过再蒸，相对南部粽油含量会多10～15克油脂，所以糖尿病病人吃肉粽应选择南部粽较佳，因油脂"相对"较少，但一个南部肉粽有1汤匙油，还是建议一天以1次，一次1个为主。

由于粽子主要是由五谷类食物做成，还易造成血糖上升及胃肠不适、胀气等胃肠问题；尤其是老年人，胃肠蠕动功能更不好，更有此类问题，所以糖尿病病人应注意摄取量。

另外，每颗减糖水晶粽大约1/3碗饭的糖类。如平常饭吃1碗，吃1颗低糖水晶粽后，当餐的白饭就应少吃1/3碗。因此，吃粽子的同时，搭配蔬菜、水果可帮助胃、肠蠕动，而且可以避免因吃粽子引起的胃、肠道消化不良。此外，睡前两小时最好别吃粽子，不要碰含水分很多的寒性瓜果类，比如西瓜，以免造成腹泻或腹痛。

（三）中秋节糖尿病患者吃月饼注意事项

中秋佳节，糖尿病患者面对月饼诱惑，要选择科学的食用方法，才能既品尝美味，又不损害健康。中秋吃月饼糖友最好把握以下十大准则：

1. 选择适合自己口味的月饼 传统月饼,五仁酥皮最健康。月饼因为制法、馅料不同,吃的时候应该"扬长避短",选择较适合自己的品种。传统的中国月饼大体分为京、粤、苏、滇、潮五大体系。

(1)京式月饼:京式月饼起源于京津及周边地区,在北方有一定市场,其主要特点是甜度及皮馅较适中,一般皮馅比为 4∶6,馅料风味特殊,口感脆松。

(2)苏式月饼:苏式月饼最早起源于扬州,其主要的特点是饼皮疏松,馅料有五仁、豆沙等,甜度高于其他类月饼。

(3)云南月饼:与苏式月饼类似,但以咸为主,主打火腿月饼,最不油腻。

(4)广东和潮州月饼:以莲蓉和咸蛋黄为特色,突出甜咸兼备,但也是热能最高、最不健康的月饼。比较来说,传统月饼之中,酥皮、五仁是相对健康的月饼。冰淇淋月饼胃不好的糖友最好别吃。

(5)其他:冰淇淋月饼完全由冰淇淋做成,只是用月饼的模子。肠胃不好的人最好不要尝试。海味月饼是比较名贵的月饼,有鲍鱼、鱼翅、紫菜等,口味微带咸鲜,以甘香著称。但高血脂、心脑血管病的人要少吃。

不管是什么味道,糖尿病患者最好都少吃。病情不是很严重的人,可以适当吃一点,但一定要减少当天粮食的摄入,比如原先每天吃 6 两米饭,那么吃完月饼就要减半。

2. 吃月饼要选好时间 早上吃月饼可以补充上午所需的能量,也不易发胖,同时要搭配一些富含蛋白质的食物,如牛奶、豆浆,还要加些富含纤维素的水果。患有心血管疾病的老年人更应注意食用时间,避免餐后或晚上食用,否则可能会增加血栓的风险。

3. 月饼吃鲜莫吃陈　月饼含脂肪较多,存放过久,容易发生变质。新鲜月饼圆正饱满,感观好,鲜味浓,味美可口。陈月饼油脂已氧化酸败,失去原有风味,甚至产生一种令人不快的"哈喇"味,最好是现买现吃。

4. 月饼吃少莫吃多　月饼含油脂、蔗糖较多,过量食用会产生滑腻感,易致胃满、腹胀,引起消化不良,食欲缺乏,血糖升高。老年人、儿童更不宜多吃,否则会引起腹痛、腹泻或呕吐。

5. 吃月饼顺序先咸后甜　月饼一般有咸甜两种,如咸、甜月饼同餐,应先吃咸的,后吃甜的,这样才能把两种月饼的味道品尝出来。如果备有甜、咸、鲜 3 种月饼,应先吃鲜味,后吃咸味和甜味。如果备有甜、咸、鲜、辣 4 种月饼,应先吃鲜味,后吃咸味,再吃甜味,最后吃辣味。

6. 吃月饼配茶助消化　边吃月饼边饮茶,一则可以止渴、解滑腻、助消化;二则可爽口增味,助兴添趣。喜欢饮酒的人,吃月饼时可以酒代茶,兴趣更浓。

7. 吃月饼要细嚼慢咽　吃月饼时,可将月饼切成若干小块,使饼馅分布均匀,然后细嚼慢咽,这样才能品出月饼的美味,同时也有助于消化。切忌吃得过快,囫囵吞枣。

8. 胃病患者及孕妇少吃月饼　胃病患者在吃月饼的时候注意避免搭配茶水或者山楂等一些酸性食物,不然会加重病情。

从中医营养学角度来说,月饼多为"重油重糖"之品,制作程序多有煎炸烘烤,容易产生"热气",或者胃肠积滞。妊娠、产后因为孕育胎儿或哺乳特殊生理情况,应少吃月饼。对于产妇而言,产后常常亡血伤阴、瘀血内停,多虚多瘀,化生乳汁以养婴儿,饮食应饥饱均匀,进食营养丰富,易于消化的食物,由于月饼高油高糖,不易消化,所以尽量少吃。

9. 吃月饼前后测血糖　吃月饼前后最好监测血糖。可以根据血糖值找到月饼的量和主食量之间的最佳比例;如果吃月饼后血糖较高,就要考虑是不是吃的量有点多。不建议根据吃月饼后的血糖情况调整治疗方案,因为月饼不是常规饮食,如果血糖波动较大不再食用就可以了。

10. 正确储存月饼　储存月饼最好放置在室内阴凉干燥处,要注意储存时间不要太长,散装月饼可以放置三五天;有独立小包装,或包装中有防腐料包的月饼,可以保存十几天。特别提醒糖尿病友,储存月饼不宜放冰箱。因为在低温的条件下,淀粉会变得老化,使月饼变硬、口感变差。

以上十大准则相信会让大家科学吃月饼,度过一个健康的中秋节。

五、糖尿病饮食认识常见误区

(一)无糖食品放开吃

无糖食品是不含蔗糖、淀粉糖等的食品,有不少糖尿病患者误认为食用无糖食品能控制血糖,可以放心吃。但只要是含淀粉、蛋白或脂肪的食品就含有能量,其糖类经过消化吸收会转化为能量使血糖升高。糖尿病患者把"无糖食品"当作首选,无限制地摄入,照样会引起血糖波动、升高,加重病情。

糖尿病的饮食疗法主要是控制主食和副食的摄入量,而不是糖的摄入量。因此,即使是无糖食品,也应该有限制地进行食用,任何过度增加进食量的做法都会造成病情加重。

(二)专吃高营养食品

近年来,糖尿病患者的饮食治疗原则已有些改变。早在 20 世纪 50 年代以前,中外治疗方案均以低糖类、高脂肪饮食为主。糖类的热能所占比例为全日总热能的 40% 以下,糖类每日总量为 120~200 克;脂肪的热能占全日总热能的 30%~35%。这种饮食结构对糖尿病患者的胰岛功能并无益处。当前,中外医学专家均认为提高糖类量,降低脂肪比例的饮食,对改善血糖耐量有较好的效果。因此,目前糖尿病患者的饮食已改为高糖类、低脂肪饮食。

所谓"高糖类"系指适当提高多糖含量,并非随意食用单糖或双糖类食物。而是在适宜的总热能范围内要调节好糖类(碳水化合物)、蛋白质、脂肪三大营养素,以及维生素和无机盐的平衡。糖尿病患者每日饮食中三大营养素所占全日总热能的比例为:蛋白质 15%,脂肪 20%~25%,糖类 60%~70%。

只要掌握好规定的热能,糖尿病患者可以吃与健康人相同的食品,没有必要过分限制糖类。但要避免偏食,不要专吃高营养的食品,这一点应该引起重视。糖尿病患者的饮食疗法,原则上是保持健康时所必需的理想的饮食内容和质量,肥胖患者要保持标准体重。

(三)控制饮水量

有很大一部分的糖尿病患者认为多饮多尿是糖尿病的主要症状之一,而多尿又是由于多喝水造成的,故为控制糖尿病,不但要控制饮食,还要控制饮水。

其实这种想法是错误的,糖尿病患者之所以喝水多,是人体的一种自我保护措施。喝得多是因为患者血糖过高,必须增加尿量,使糖分从尿中排出,所以才尿多。糖尿病患者如果故意限制饮水,就会造成血液浓缩,导致过多的血糖和血液中其他的含氮废物无法排除,这将产生严重的后果。

(四)少吃或不吃主食

合理控制糖类的摄入,是糖尿病患者饮食治疗的关键。但绝不是像有些人认为的饮食治疗就是少吃主食,这非常不对!糖尿病患者主食限制过低,经常处于半饥饿状态,将不利于病情的稳定。

1. 葡萄糖是体内能量的主要来源 如摄入糖类过少,葡萄糖来源缺乏,体内供能时必然要动用脂肪和蛋白质。体内脂肪分解,酮体产生增多,若同时胰岛素不足,不能充分利用酮体时,则可发生酮症酸中毒。

2. 饥饿可使糖异生增强 体内升糖激素如胰高糖素、儿茶酚胺等,可使糖原分解且糖的异生作用增强,引起反应性高血糖,以补充血液中葡萄糖的不足,这也就是临床中有些患者常说的没吃饭血糖也高。

3. 人体内主要脏器时刻离不了糖 如在休息状态下,

脑细胞需要葡萄糖来维持正常的功能,人体每日将用去100～150克葡萄糖。故糖尿病患者每餐都要进食一定量的主食(淀粉类食物)。

目前,对糖类放宽了限制,已由原来的占全日总热能的40%增加到现在的50%～65%,甚至有的到70%,糖尿病患者每日可进食200～350克,折合主食为250～400克,即5～8两,重体力劳动者还可适当更多。

(五)吃南瓜降血糖

南瓜含有丰富的胡萝卜素和果胶等营养物质,它是一种很好的保健蔬菜,经常、适量地吃对人体是有益的。至于南瓜能否降血糖,蔬菜研究专家表示,有研究资料显示有的品种的南瓜是具有一定的降血糖作用,但由于南瓜品种很多,其营养成分的含量有很大的差异,有的可达3～5倍。

南瓜起源于南美一带。我国从明末清初时开始引进,目前我国具体有多少个品种难以统计,至少有百种以上。对此,专家认为,即便是个别品种南瓜有一定降糖作用,患者又如何保证吃的正是这一类南瓜呢?

南瓜只是一种普通的蔬菜,绝不能靠多吃南瓜来降血糖以治疗糖尿病。糖尿病和高血糖患者千万不要因为听信不实传言而多吃,以免适得其反,加重病情。

(六)不重视早餐

俗话说:"早吃好,午吃饱,晚吃少。"早餐对糖尿病患者尤其重要。吃好早餐对维持机体正常的生理状态和活动、预防低血糖、减轻胰岛素抵抗及控制总热能和体重均有良好作用。

有学者认为,合理搭配,降低早餐的血糖生成指数,对于稳定早餐后血糖甚至全天的血糖都有帮助。美国的研究人员发现,与经常不吃早餐的人相比,每天吃早餐的人发生胰岛素抵抗的可能性要降低 35％～50％,有助于控制血糖和降低心脏病的发病率。

养成吃早餐的习惯,可以帮助人们控制饥饿感,避免在一天中的其余时间因为饥饿而进食过多。与那些偶尔吃早餐或根本不吃早餐的人相比,每天坚持吃早餐的人患肥胖症和糖尿病的概率降低一半。如果不吃早餐,对人们的生活和健康会造成以下危害。

1. 影响热能供应　人体消耗的热能主要来自于血糖。早晨起床后,人体大约已有 10 个小时没有进餐,胃处于空置状态,此时血糖也降到了最低水平。开始活动后,大脑与肌肉需要消耗热能(即血糖)。于是,血糖水平会继续下降。这时,如果还不进餐或进食低热量的早餐,体内就没有足够的血糖可供消耗,人体会感到倦怠、疲劳、暴躁、易怒、反应迟钝,大脑兴奋性降低,注意力不易集中,直接影响到工作和生活。糖尿病患者此时容易出现低血糖反应,尤其需要注意。

2. 容易发胖　那些不吃早餐的人,由于饥饿感明显,其余两餐就很可能多吃,反而增加了热能摄入,而并非像某些人所想象的那样,少吃一餐就少摄入热能。一餐进食太多,一时消耗不了,多余的热能就会转换成脂肪储存于体内,肥胖的危险也就随之而至。多吃还会增加胃肠道的负担。

3. 影响血糖控制 不吃早餐会使血糖暂时维持在较低水平,但是对糖代谢紊乱的糖尿病患者,却容易发生低血糖反应,低血糖反应之后又可能发生高血糖反应,使血糖失控。不吃早餐,还会影响全天胰岛素调节,这也是糖尿病患者难以控制血糖的原因之一。如果不吃早餐,集中在午餐和晚餐来吃,可能使血糖在一天中出现两次较大的高峰,不利于血糖控制。所以,医生提倡将一天所需要的热能分散开来摄取,也就是一日多餐,以避免血糖的大幅度波动。

4. 营养不均衡 国外相关的研究证明,因早餐吃得不当而造成的营养不足很难在其他餐次中得到补充,不吃早餐或早餐质量不好是引起全天的热能和营养素摄入不足的主要原因之一。严重时还会造成营养缺乏症(如营养不良、缺铁性贫血等),并导致血液黏度增高.增加患卒中、心肌梗死的可能。早晨空腹时,体内胆固醇的饱和度较高,不吃早餐还容易产生胆结石等其他疾病。

(七)餐后即吃水果

水果尽管含有糖分,但同时也富含多种维生素。因此,糖尿病患者不必对水果一概拒绝,关键是要掌握吃水果的要领,尤其是享用水果的时间。

吃水果的时间最好选在两餐之间,饥饿时或者体力活动之后,作为能量和营养素补充。通常可选在上午 9:30 左右,下午 3:30 左右,或者晚饭后 1 小时或睡前 1 小时。不提倡餐前或饭后立即吃水果,避免一次性摄入过多的糖类,致使餐后血糖过高,加重胰腺的负担,导致血糖无法平稳控制。

（八）长期酗酒

酒精能产生大量的热能，每克可产热能 29.29 千焦（7 千卡），但产生的热能很难被人体利用（只有 50％以下被利用）。但酒精却能使血糖发生波动，尤其当空腹大量饮酒时，可发生严重的低血糖，而且醉酒往往能掩盖低血糖的表现，使低血糖不容易被发现，这是非常危险的。

糖尿病专家提醒患者，酗酒对糖尿病病情控制非常不利。这是因为一方面酒精损害人体胰腺，使人体内胰岛素在短时间内缺乏或过量，造成血糖过高或过低。另一方面，含酒精浓度高的酒不含其他营养素，长期酗酒会导致营养不良，并影响肝功能。酒还对某些降血糖、降血压、降血脂药物有干扰作用，使药物作用减弱。

有人认为适量饮酒可起到舒筋活血的作用，对改善糖尿病的血管病变有所帮助。这种看法可能有一定道理，但总的看来，酒精对糖尿病患者是利少弊多。如果患者早有饮酒习惯，一时又难以戒断，可以少量饮用啤酒或不甜的色酒。

（九）糖尿病孕妇不遵循糖尿病饮食原则

糖尿病孕妇由于生理上特殊变化，可加重高血糖，饮食调理较为困难。一方面需要将血糖控制在正常范围内，尽量通过饮食控制达到目的。另一方面，为满足母体和胎儿的营养需求，保证胎儿的正常生长、发育，对饮食的热能不宜过分控制。

但是，在怀孕前 3 个月，母体和胎儿对营养的需求增加不多,糖尿病孕妇的饮食控制原则应同普通糖尿病患者一样,并且前 3 个月体重增加不应超过 1~2 千克。

怀孕 3 个月后由于胎儿生长速度快,孕妇对热能的需求增多,每日的主食为 300~400 克,蛋白质的需求大增,每日每千克体重可达到 1.5~2.0 克,脂肪的供给量约为 50 克。提倡少量多餐,每日可为 5~6 餐。同时补充维生素和微量元素(如钙、铁、锌、碘等),多吃一些蛋类、瘦肉、鱼、乳类和新鲜蔬菜。孕 3 个月后每周体重增加 350 克为好,糖尿病孕妇后期不宜吃得太多太好,过分增加营养,导致体重增长过快,也不利于血糖控制。

(十)饮食限糖不限盐

医生们通常把限制进食含糖量高的食物,作为重要的防治方法来指导糖尿病患者,而对限制盐的摄入量则很少注意。现代医学研究表明,过多摄入盐,具有增强淀粉酶活性而促进淀粉消化和促进小肠吸收游离葡萄糖的作用,可引起血糖浓度增高而加重病情。因此,糖尿病患者应限制高盐饮食。

如果糖尿病患者长期摄入过多的盐,则会诱发高血压病,并且会加速和加重糖尿病大血管并发症的发展。此外,盐还能刺激食欲,增加饮食量。因此,必须限盐实行低盐膳食,每日食盐摄入量在 5 克以下。限盐还应包括含盐的调味品,如黄酱、酱油等。一些面食中也含钠,如 250 克馒头所含的钠相当于 2 克食盐。

六、住院治疗的糖尿病患者食谱

糖尿病患者的膳食治疗是综合治疗的一个组成部分，合理的营养治疗与药物、手术及其他疗法具有同等重要作用。因为科学的食谱不但可以改善患者的一般状况，而且对疾病本身就是一种积极而必不可少的治疗措施。所以，住院治疗的糖尿病患者食谱与医院医疗质量密切相关。在制订食谱时，必须有营养师参加，以达综合治疗的目的。

医院营养食堂根据糖尿病患者每日所需的总热能，设计制订出不同患者的食谱，通过膳食的调配可以纠正糖代谢紊乱，使之重新获得平衡。

住院糖尿病患者食谱根据不同热能需求，分为6种。这种热能分类既兼顾了治疗上的膳食要求，又简化了营养食堂的工作量，便于对不同热能需求患者的膳食做出选择及调整。现将6种糖尿病食谱介绍如下。

（一）糖尿病1号食谱

本食谱每日提供的总热能约为 4 811.6 千焦（1 150 千卡），适用于肥胖型糖尿病患者。其食物搭配及营养素量值见表38。

表 38　糖尿病 1 号食谱的食物与营养素含量

食物名称	食物重量 （克）	蛋白质 （克）	脂　肪 （克）	糖　类 （克）
牛　奶	250	7.8	8.8	11.5
鸡　蛋	45	6.7	5.2	
牛瘦肉	50	9	5	
豆　腐	100	5.5	0.7	3.6
蔬　菜	500	10		15
主　粮	175	12	3	134
植物油	9			9
总　计		51	31.7	164.1

（二）糖尿病 2 号食谱

本食谱每日提供总热能约为 5 439.2 千焦（1 300 千卡），适用于肥胖型糖尿病患者或轻体力劳动糖尿病患者。其食物搭配及营养素量值见表 39。

表 39　糖尿病 2 号食谱的食物与营养素含量

食物名称	食物重量 （克）	蛋白质 （克）	脂　肪 （克）	糖　类 （克）
牛　奶	250	7.8	8.8	11.5
鸡　蛋	45	6.7	5.2	
牛瘦肉	50	9	5	
豆　腐	100	5.5	0.7	3.6
蔬　菜	750	15		22.5
主　粮	200	14	3.4	154
植物油	9			9
总　计		58	32.1	191.6

（三）糖尿病3号食谱

本食谱每日提供的总热能约为6 276千焦（1 500千卡），适用于普通糖尿病患者。其食物搭配及营养素量值见表40。

表40 糖尿病3号食谱的食物与营养素含量

食物名称	食物重量（克）	蛋白质（克）	脂肪（克）	糖类（克）
牛　奶	250	7.8	8.8	11.5
鸡　蛋	45	6.7	5.2	
牛瘦肉	50	9	5	
豆　腐	100	5.5	0.7	3.6
蔬　菜	750	15		22.5
主　粮	225	16	3.7	171
植物油	18		18	
总　计		64.5	43.9	208.6

（四）糖尿病4号食谱

本食谱每日提供的总热能约为6 903.6千焦（1 650千卡），适用于普通糖尿病患者。其食物搭配及营养素量值见表41。

表41 糖尿病4号食谱的食物与营养素含量

食物名称	食物重量（克）	蛋白质（克）	脂肪（克）	糖类（克）
牛　奶	250	7.8	8.8	11.5
鸡　蛋	45	6.7	5.2	

续表

食物名称	食物重量 （克）	蛋白质 （克）	脂 肪 （克）	糖 类 （克）
牛瘦肉	50	9	5	
豆 腐	100	5.5	0.7	3.6
蔬 菜	750	15		22.5
主 粮	250	18	4.1	204
植物油	18		18	
总 计		71	46.8	241.6

（五）糖尿病 5 号食谱

本食谱每日提供的总热能约为 7 353.2 千焦（1 800 千卡），适用于中等体力劳动糖尿病患者。其食物搭配及营养素量值见表 42。

表 42　糖尿病 5 号食谱的食物与营养素含量

食物名称	食物重量 （克）	蛋白质 （克）	脂 肪 （克）	糖 类 （克）
牛 奶	250	7.8	8.8	11.5
鸡 蛋	45	6.7	5.2	
牛瘦肉	50	9	5	
豆 腐	100	5.5	0.7	3.6
蔬 菜	750	15		22.5
主 粮	300	21	5	230
植物油	18		18	
总 计		74	47.7	267.6

（六）糖尿病 6 号食谱

糖尿病 6 号食谱每日提供的总热能约为 8 368 千焦（2 000千卡），适用于中等体力劳动糖尿病患者。其食物搭配及营养素量值见表 43。

表 43　糖尿病 6 号食谱的食物与营养素含量

食物名称	食物重量（克）	蛋白质（克）	脂　肪（克）	糖　类（克）
牛　奶	250	7.8	8.8	11.5
鸡　蛋	45	6.7	5.2	
牛瘦肉	50	9	5	
豆　腐	100	5.5	0.7	3.6
蔬　菜	750	15		22.5
主　粮	350	24	5.7	270
植物油	18		18	
总　计		86	53.4	307.6

患者根据上述方法，了解自己每日每餐应吃的食物品种及数量后，即可参考上述食物换算法，查找相应的表格，选择自己喜爱的食物。烹调方法则可灵活掌握，这样既不超出医生规定的范围，又可做到饮食内容多样化。

七、重症糖尿病及糖尿病酮症酸中毒患者食谱

（一）重症糖尿病患者食谱制订原则

凡空腹血糖长期高于 14～16.8 毫摩/升（250～300 毫

克/分升)以上者,均属重症糖尿病。这类患者病情极不稳定,不易控制,大多为脆性糖尿病,占糖尿病总数的 5% 左右。

重症糖尿病患者"三多一少"(多尿、多饮、多食和体重减轻)症状明显,较易发生酮症酸中毒或非酮症高渗性昏迷。这类患者在执行饮食疗法的同时需用胰岛素治疗才能控制病情。本病的膳食方案应遵循以下原则。

1. 按所需热能安排食谱　热能计算参见本章一、糖尿病食谱的计算方法。

2. 每日饮食应定时定量　三餐分配为 1/5、2/5、2/5 或 1/3、1/3、1/3,以保证机体的能量供应,使血糖水平与胰岛素作用时间相吻合,避免低血糖的发生。

3. 按具体情况摄入糖类　一般重症患者每日的总糖类量应不超过 250 克,具体摄入量视血糖、年龄、体重等而定。

4. 适当增加蛋白质的摄入　由于重症糖尿病患者糖原储存不足,蛋白质分解代谢增强,容易引起负氮平衡,故可适量增加蛋白质的供应量(一般每千克体重为 1～1.5 克)。小儿、孕妇、乳母,以及营养不良和消耗性疾病患者酌情增加。若糖尿病合并肾病或肾功能不全时,应严格限制蛋白质的摄入。

5. 限制脂肪的摄入　因为重症糖尿病患者的糖代谢紊乱,脂肪氧化不全,脂肪组织代偿性分解供能增加,中间代谢产物积聚,易产生酮体,从而出现酮症酸中毒,所以脂肪摄入量要限制。一般每日摄入脂肪 40～60 克,每千克体重以 0.6～1 克为宜。

6. 补充无机盐和维生素　因为重症糖尿病患者体内代

谢不平衡,容易造成维生素和某些常量元素的缺乏,从而引起各种并发症,所以要供给充足的维生素 C、维生素 B_1 及钾、磷等元素。这些营养素的补充,对预防各种末梢神经病变、微血管病变,以及降低血钾和血磷有积极意义。

(二)糖尿病酮症酸中毒患者食谱制订原则

酮症酸中毒是糖尿病的一种严重的急性并发症。此并发症多因重症糖尿病患者未能很好地控制饮食,饮食失调;或因感染,胰岛素减量、停用,外伤手术等而诱发。

酮症酸中毒时,机体需要的热能相对增加,尿糖丢失过多,体内糖原贮备不足,故而动用了大量脂肪参加代谢以供应和补充热能。因为脂肪分解加速,脂肪氧化不全,脂肪酸增多,所以产生大量的酮体。酮体是酸性物质,如在体内大量积聚,可以引起酮症酸中毒;严重时还可以引起昏迷,如救治不及时,常可危及生命。因此,对于重症糖尿病患者,应坚持使用胰岛素治疗,以加速糖类的代谢,减少体内脂肪的分解,促进糖原合成,减少酮体的发生。当发现酮症时,要积极消酮治疗,促进酮体的排泄,控制糖尿病病情的发展。本病的膳食方案应遵循以下原则。

1. 食谱科学适量安排 过多进食含糖和脂肪多的食物,纵酒,或过度限制糖类的摄入,如每日进食低于 100 克,均可引起酮症酸中毒。因此,糖类、蛋白质、脂肪三大营养素搭配要符合糖尿病食谱的生理基础。

2. 按病情供给糖类 在膳食方面,如果患者未出现昏迷,但酮症尚未消失,食欲不佳,应供给患者易于消化的单糖、双糖类食物(如水果汁、加糖果酱、蜂蜜水等流质食物)。

每日所进的糖类总量一般不应少于 200 克(或根据其使用胰岛素的数量及患者具体病情而定)。

3. 限制脂肪和蛋白质的摄入量 酮症酸中毒患者病情稳定后,可以加粥、面包等含糖类的主食,但要严格限制每日脂肪和蛋白质的摄入量,以防体内产生新的酮体,使病情反复。经过药物治疗和饮食调节,尿酮、血酮完全消失后,方可逐渐增加脂肪和蛋白质的用量。当酮症酸中毒得到彻底纠正后,可按重症糖尿病的食谱原则安排日常患者的膳食。

4. 水果餐的采用 在酮症酸中毒患者尚未出现昏迷时,一定要在医生的指导下进水果餐。因为水果大多为碱性食物,有中和酮体,减轻酸中毒的作用。除水果外,常见碱性食物尚有蔬菜类,鲜豆类,干豆类,牛奶,硬果类(杏仁、栗子、椰子等)。一般为每日 1 500 克苹果,分 5~6 次进食,每次约 300 克。每 100 克苹果约含糖类 13 克,产热 242.7 千焦(58 千卡),300 克苹果约能提供 753.1 千焦(180 千卡)热能,相当于主食 50 克。

5. 鼻饲的采用 一旦患者酮症酸中毒加重,出现昏迷尚不能进食时,应给予全流质易消化的饮食鼻饲。鼻饲开始时,用量宜少,以后逐渐增加,以保证足够的营养。

下篇 糖尿病的中医食疗

中医药学的长期实践证实，糖尿病的中医食疗有助于提高患者身体素质、增强抵抗力、从而达到防治糖尿病及其并发症的目的。针对糖尿病患者的不同情况选用不同的中医食疗方，是中医食疗的一大特点。可以说，它的科学性主要体现在辨证选方上，从而最大限度地达到中医食疗的效果。

本篇将分别介绍糖尿病及其常见并（伴）发症的中医食疗。中医食疗方中之禽、肉（内脏）、水产品（如鱼）、蛋、奶、豆、谷类等要计算在当日的热能中。

第四章 降血糖和防肥胖的中医食疗

一、糖尿病降血糖的中医食疗

血糖、尿糖升高及糖耐量降低是糖尿病的主要特征，典型的临床表现则是多饮、多食、多尿、体重减轻。因此，降低血糖是控制糖尿病发展的重要措施。在这方面中医食疗积累了丰富的经验。

（一）饮食原则

①适当限制总热能及糖类的进食量。限量多少需根据患者的饮食习惯及病情加以调整。②重症或幼年型或脆性型患者，应严格控制饮食。③成年型患者、糖尿病症状不明显的轻型病例，在空腹及餐后 2 小时血糖超出正常水平者，应该采用饮食治疗。④饮食要定时、定量。⑤注意补充微量元素锌和铬。⑥饮食中要摄入足够的纤维素（每日 10 克左右）。

（二）食疗方

1. 煮兔肉

组成：兔 1 只，葱、食盐各适量。

制法与用法：将兔去皮、爪、内脏，洗净，切块，加水煮熟后，放入葱、食盐适量即可，趁温热饮汤食肉，经常服用。

适应证：用于糖尿病口干口渴、多饮多尿及消瘦者，有止渴养阴补益之功效。

2. 猪胰合山药

组成：猪胰 1 具，干山药 30 克。

制法与用法：将猪胰洗净后用水煮熟，干山药炒研末。用熟猪胰沾山药末食用，每日 3 次，每料服 3 日，10 日为 1 个疗程。

适应证：用于糖尿病肺胃阴虚者，有滋阴润燥之功效。

3. 猪胰玉米须

组成：猪胰 1 具，玉米须 30 克。

制法与用法：将猪胰洗净，与玉米须一起水煎。每日 1

剂,10 日为 1 个疗程。

适应证:用于糖尿病上消证口干口渴者,有滋阴润燥、止渴清热之功效。

4. 白鸽煮银耳

组成:白鸽半只,银耳 15 克。

制法与用法:白鸽去毛及内脏,放入砂锅煮,待煮熟后放银耳、食盐少许。趁温热饮汤食肉及银耳。

适应证:用于糖尿病口渴多饮者,有滋阴润燥之功效。

5. 白鸽炖山药玉竹

组成:白鸽 1 只,山药 30 克,玉竹 20 克。

制法与用法:将白鸽去毛及内脏,与山药、玉竹同煮熟。温热食用,饮汤食肉。

适应证:用于糖尿病阴虚者,有滋阴止渴之功效。

6. 兔炖山药

组成:兔 1 只,山药 100 克。

制法与用法:将兔去毛、爪、内脏,洗净,切块,与山药同煮。取汤饮用,趁热服之。

适应证:用于糖尿病口渴、乏力、消瘦者,有益气养阴止渴之功效。

7. 猪肉玉米须

组成:猪瘦肉 100 克,玉米须 90 克,天花粉 30 克。

制法与用法:用清水炖猪肉,待熟时,加入玉米须及天花粉,文火煎成汤。饮汤吃肉,温热时食用。

适应证:用于阴虚燥热型糖尿病,有滋阴润燥、清热止渴之功效。

8. 海参猪胰蛋

组成:海参 5 克,猪胰 1 具,鸡蛋 1 枚,酱油适量。

制法与用法:将海参泡发,切片,与猪胰同炖,烂熟后,将鸡蛋去壳放入,加酱油调味。佐餐最宜。

适应证:用于阴虚燥热型糖尿病,有滋阴清热润燥之功效。

9. 蚕蛹饮

组成:蚕蛹 20 枚,植物油适量。

制法与用法:将蚕蛹洗净后用植物油炒熟或煎成汤。任意食之或佐餐食用,每次 20 枚;或饮汤。

适应证:用于各型糖尿病,有降血糖之功效。

10. 马乳饮

组成:马乳 250 毫升。

制法与用法:将马乳文火煮开,沸后 5 分钟饮用。早晚各饮 1 次。

适应证:用于乏力、体质虚弱的糖尿病患者,有补益强身之功效。

11. 麦麸饼

组成:麦麸和粗制麦粉适量,鸡蛋 1 枚,瘦肉 100 克,蔬菜、植物油、食盐各适量。

制法与用法:猪肉剁蓉,蔬菜剁碎,加入麦麸、麦粉及鸡蛋,用植物油、食盐调味,做成饼团。饼团当主食吃,疗程不限。

适应证:用于各型糖尿病,有降血糖之功效。

12. 芸豆汤

组成:芸豆(四季豆)100 克。

制法与用法:将芸豆洗净,切碎,煎汤内服。每日 2～3 次,任意服之。

适应证:用于糖尿病上消证口干口渴者,有养阴润肺止渴之功效。

13. 猪肚

组成:猪肚1具,葱白数茎,豆豉25克。

制法与用法:将猪肚洗净,加水煮烂,入葱、豆豉调味,取猪肚切片。可佐餐食用,空腹渐次食之。

适应证:用于脾胃虚弱型糖尿病患者,有补益脾胃之功效。

14. 黄连丸

组成:鲇鱼涎、黄连末各适量,乌梅10~15克。

制法与用法:将鲇鱼涎(鲇鱼口里或身上的滑涎)同黄连末调和捏成弹丸大小的药丸,晒干,乌梅煎成汤。每次服药丸7粒,每日3次,用乌梅汤送服。

适应证:用于糖尿病"三多"者,有清理三消之功效。

15. 胆汁干姜丸

组成:鲫鱼胆汁4毫升,干姜末50克,大米汤适量。

制法与用法:将前2味共调和成药丸,每丸重3克。每服1丸,每日3次,以大米汤送服。

适应证:用于糖尿病阴虚阳亢所致心烦、易怒、肝气不舒者,有滋阴潜阳之功效。

16. 炖海蚌

组成:海蚌适量。

制法与用法:将活海蚌在清水中浸1夜,取肉捣烂炖熟。每日数次温服。

适应证:用于各型糖尿病,有降血糖之功效。

17. 田螺

组成:活田螺数百只。

制法与用法:将田螺数百只在水中浸 1 夜,取田螺肉,用水煮沸。饮汤食肉。

适应证:用于各型糖尿病,有降血糖之功效。

18. 田螺炖黄酒

组成:大田螺 20 个,黄酒小半杯。

制法与用法:取出田螺肉加黄酒小半杯拌均匀,再以清水炖熟。饮汤每日 1 次,疗程不限。

适应证:用于各型糖尿病,有降血糖之功效。

19. 田螺粥

组成:活田螺 100 只,糯米 1000 克。

制法与用法:先将糯米煮成稀粥,冷定后,倒入活田螺中,待螺食粥尽,吐出沫,收其汁饮用。供早晚当作主食用。

适应证:用于各型糖尿病,有降血糖之功效。

20. 鳕鱼汤

组成:鳕鱼 1 条,食盐、葱、姜、味精各适量。

制法与用法:将鳕鱼洗净,加水煮汤,汤内放入盐、葱、姜、味精等调味品。饮汤食肉。

适应证:用于各型糖尿病。鳕鱼胰腺富含胰岛素,有降血糖作用。

21. 清蒸鲫鱼

组成:活鲫鱼 500 克,绿茶 100 克。

制法与用法:将鱼去肠杂,洗净,再将绿茶塞入鱼腹内,置盘中,上锅清蒸,不加盐。食鱼肉,每日 1 次。

适应证:用于各型糖尿病,有降血糖之功效。

22. 乌梅茶

组成:乌梅 15 克。

制法与用法:用开水浸泡乌梅后当茶饮用。每日 1 剂,数次饮入。

适应证:用于糖尿病上消证口干口渴者,有养阴止渴之功效。

23. 蘑菇饮

组成:蘑菇适量。

制法与用法:将蘑菇作菜或煎汤食用。

适应证:用于各型糖尿病。蘑菇培养液具有降血糖作用,有利于改善糖尿病症状,有降血糖之功效。

24. 野慈菇菜

组成:野慈菇 30 克。

制法与用法:采集野慈菇根块,洗净,煮熟食用。每次 8 克,每日 3 次。

适应证:用于各型糖尿病,有降血糖之功效。

25. 鹿茸粉

组成:鹿茸 0.3 克。

制法与用法:将鹿茸研粉。每日服 2 次,温开水送服,10 日为 1 个疗程。

适应证:用于糖尿病并发皮肤疮疖,有较好疗效,有扶正祛邪、解毒之功效(民间有效方剂)。

26. 陈粟米饭

组成:陈粟米 75 克。

制法与用法:将陈粟米淘净做饭,供餐时食用。供早晚当作主食用。

适应证:用于各型糖尿病,有降血糖之功效。

27. 菠菜银耳汤

组成:鲜菠菜根 200 克,银耳 20 克。

制法与用法:将鲜菠菜根洗净,切碎,与银耳水煎成汤。每日1剂,饮汤食银耳。

适应证:用于阴虚内热型糖尿病口渴多饮、粪便秘结者,有滋阴清热之功效。

28. 白僵蚕末

组成:白僵蚕120克。

制法与用法:将白僵蚕研末,每包4克。每次1包,每日服3次。

适应证:用于各型糖尿病,有降血糖之功效。

29. 山药薏苡仁粥

组成:山药粉60克,薏苡仁30克。

制法与用法:将上2味共煮成稀粥。早晚温热当作主食用。

适应证:用于肾虚型糖尿病患者,有益肾健脾之功效。

30. 南瓜餐

组成:南瓜1000克。

制法与用法:将南瓜洗净,切块,加入水,煮成稀糊状。供餐时食用,早晚各500克,当作主食用。

适应证:用于各型糖尿病。南瓜所含纤维素可改善糖代谢,有降低尿糖,减肥降血脂及降血糖之功效。

31. 苦瓜菜

组成:苦瓜100克。

制法与用法:将苦瓜洗净,切成丝状。佐餐食用,每餐50克,每日2次。

适应证:用于轻型糖尿病,有降血糖之功效。

32. 葫芦汤

组成:鲜葫芦60克。

制法与用法：鲜葫芦或干品（30克）水煎饮汤。随意饮用。

适应证：用于糖尿病生痈长疖，口鼻中烂痛者，有解毒止痛之功效。

33. 萝卜粥

组成：大萝卜750克，糯米150克。

制法与用法：萝卜煮熟取汁液，同糯米加水煮成粥。供早晚当作主食用。

适应证：用于糖尿病口干口渴、小便频数者，有止渴利浊行气之功效。

34. 粉皮汤

组成：西瓜皮、冬瓜皮各15克，天花粉12克。

制法与用法：将西瓜皮、冬瓜皮洗净，切碎，与天花粉水煎成汤。每日2次，食用2周。

适应证：用于糖尿病上消、下消证所见口渴、尿浊者，有止渴利浊之功效。

35. 冬瓜饮

组成：冬瓜100克。

制法与用法：将冬瓜略加水煮熟，绞取汁。常服，每日3次。

适应证：用于肺胃热盛型糖尿病口干口渴者，有清肺胃之热及止渴之功效。

36. 米花白皮汤

组成：爆糯米花30克，桑白皮30克。

制法与用法：将上2味水煮，去渣。饮汤，每日2次，疗程不限。

适应证:用于肺热水肿型糖尿病患者,有清肺消肿之功效。

37. 黑豆花粉丸

组成:黑豆、天花粉各等份。

制法与用法:将上 2 味研末,为水丸,如梧桐子大。每日 3 次,每服 20 丸。

适应证:用于糖尿病日久不愈、小便如膏的肾虚患者,有益肾利浊之功效。

38. 萝卜豆

组成:绿豆 200 克,梨 2 个,青萝卜 250 克。

制法与用法:将上 2 味洗净切碎,待绿豆熟时,入梨、青萝卜同煮。每日 2 次,趁温热喝汤吃豆、梨及青萝卜。

适应证:用于糖尿病上消证,有清热行气之功效。

39. 扁豆木耳末

组成:扁豆、黑木耳各等份。

制法与用法:将上 2 味焙干共研成末。每次 9 克,每日 2 次。

适应证:用于肺胃阴虚型糖尿病口渴善饥者,有滋阴润燥之功效。

40. 小豆冬瓜汤

组成:赤小豆、冬瓜各适量。

制法与用法:先将赤小豆煮烂,后入冬瓜,待冬瓜熟时,喝汤吃豆及瓜。每日 2 次,可常食用。

适应证:用于糖尿病并发水肿,或皮肤有痈、疖者,有利水解毒之功效。

41. 白扁豆丸

组成:白扁豆 60 克,蜂蜜适量。

制法与用法:将白扁豆浸泡去皮为末,炼蜜为丸,如梧桐子大。每次 20 丸,每日 3 次,豆汁送下。

适应证:用于脾虚型糖尿病患者,有健脾化湿之功效。

42. 豇豆汤

组成:带壳豇豆(干品)50 克。

制法与用法:加水适量煎煮。喝汤吃豆,每日 2 次,每次 1 剂。

适应证:用于糖尿病口渴尿多者,有滋阴益肾、生津止渴之功效。

43. 菠菜内金汤

组成:鲜菠菜根 100 克,干鸡内金 15 克。

制法与用法,将菠菜根洗净,切碎,与干鸡内金水煎服。每日 2 次,每日 1 剂。

适应证:用于糖尿病中消证,有清胃泻火、养阴生津之功效。

44. 葱头饮

组成:鲜葱头 100 克。

制法与用法:将葱头洗净,切碎,水煎服。切勿久煎,因挥发油是降血糖的有效成分。每日 1 剂,常食用。

适应证:用于各型糖尿病,有降血糖之功效。

45. 蕹菜玉米须

组成:蕹菜根 100 克,玉米须 50 克。

制法与用法:将上 2 味洗净,切断,加水同煎。任意服用。

适应证:用于各型糖尿病,有降血糖之功效。

46. 炒韭菜

组成:韭菜 150 克。

制法与用法：将韭菜洗净，切成3厘米左右长，炒熟佐餐食用。食至5千克即止，过清明勿食。

适应证：用于糖尿病多食、粪便干燥者，有清胃生津、养阴润肠通便之功效。

47. 苦瓜石榴汤

组成：苦瓜1条，鲜番石榴5个。

制法与用法：将上2味洗净，用水煎服。每日2次，经常服食。

适应证：用于糖尿病上消证，有清热生津、润肺止渴之功效。

48. 萝卜炖鲍鱼

组成：鲜萝卜500克，干鲍鱼60克。

制法与用法：将萝卜洗净，切片，同鲍鱼煮熟食之。每日2次，隔日食用，连用15日。

适应证：用于糖尿病多食易饥的中消证，有清胃泻火、生津行气之功效。

49. 冬虫夏草鸭

组成：老雄鸭1只，冬虫夏草250克，调味品适量。

制法与用法：先将鸭子去毛及肠杂，洗净，再将冬虫夏草纳入鸭腹内，加水适量，放锅内隔水蒸熟，调味后食用。隔日1剂，食用15日。

适应证：用于糖尿病下消证多尿、尿浊者，有益肾利浊之功效。

50. 苦瓜炖蚌肉

组成：苦瓜250克，蚌肉100克，植物油、食盐各适量。

制法与用法：将活蚌用清水养2日，清除泥味后，取出其肉,同苦瓜煮汤,用植物油、食盐调味。喝汤吃苦瓜和蚌肉,每日 2 次,食用数日后,酌情而定。

适应证:用于糖尿病上消证,有清热润肺、生津止渴、降血糖之功效。

51. 洋葱猪肉菜

组成:鲜洋葱 100 克,猪瘦肉 50 克,油、酱油、食盐各适量。

制法与用法:先将猪肉炒熟,再下洋葱共炒,放入酱油、盐等调味品。佐餐食用。

适应证:用于糖尿病下消证,有益肾降血糖之功效。

52. 猪胰春茧汤

组成:猪胰 1 具,枸杞子 15 克,春茧 9 克。

制法与用法:将上 3 味加水适量,共煎汤饮用。每日 1 剂,常食。

适应证:用于糖尿病下消证,有益肾养肝、降血糖之功效。

53. 枸杞炖兔肉

组成:兔肉 250 克,枸杞子 15 克,蔬菜、植物油、食盐各适量。

制法与用法:先将枸杞子、兔肉加水炖熟,后加蔬菜,用植物油、食盐调味。饮汤食肉,隔日 1 次,常食有效。

适应证:用于糖尿病下消证,有滋阴固肾益肝之功效。

54. 苦瓜茶

组成:鲜苦瓜 1 条,绿茶少许。

制法与用法:将苦瓜上端切开,去瓤,装入绿茶,把瓜挂于通风处。阴干后,将外部洗净,擦干,连同茶叶切碎,混匀。每次取 10 克,以沸水冲泡,盖严温浸半小时,频频饮用。

适应证:用于糖尿病口渴多饮、多食、多尿明显者,有清三消、降血糖之功效。

55. 猪脊羹

组成:猪脊骨 1 具,红枣 20 克,莲子 100 克,木香 3 克,甘草 10 克。

制法与用法:将猪脊骨洗净,剁碎。后 3 味药以纱布包扎,与前 2 味药一同放入猪脊骨锅中,加水适量,小火炖煮 4 小时。分顿食用,以喝汤为主,并可吃肉、枣。

适应证:用于糖尿病下消证,有养阴固肾之功效。

56. 炒米面粉(麦麸)

组成:米粉、面粉(麦麸)各 250 克。

制法与用法:将上 2 味同放铁锅内,以小火炒熟,待冷,备用。每日随量以沸水冲调食用。

适应证:用于糖尿病中消证,有清胃泻火、养阴增液之功效。

57. 鹁鸽羹

组成:白鹁鸽(白鸽)1 只,玉竹适量。

制法与用法:将白鹁鸽同玉竹一同煮熟。空腹食之。

适应证:用于糖尿病上消证,有清热生津、润肺止渴之功效。

58. 鲤鱼汤

组成:大鲤鱼 1 条,赤小豆 30 克,陈皮、川椒、草果各 6 克。

制法与用法:将鲤鱼去鳃肠内脏,洗净,与后 4 味和匀,煮熟。空腹食之。

适应证:用于糖尿病下消证,有益肾消肿,行气之功效。

59. 李子饮

组成:鲜熟李子适量。

制法与用法:将李子去核,肉切碎,纱布绞汁。每次饮 1 汤匙,每日 3 次。

适应证:用于糖尿病下消证,有滋阴益肾,利水之功效。

60. 猪胰汤

组成:猪胰 1 具,生薏苡仁 30 克,黄芪 60 克,淮山药 120 克。

制法与用法:将猪胰洗净,切片,与生薏苡仁等 3 味一同下锅中,加水煎汤至熟。澄汁饮之,不拘时。

适应证:用于糖尿病气阴两虚型患者,有益气养阴之功效。

61. 猪胰淡菜汤

组成:猪胰 1 具,淡菜 100 克,食盐 5 克。

制法与用法:先将淡菜用清水浸泡 20 分钟,洗净,放入锅中,加水煎煮约 10 分钟后,再将洗净切好的猪胰放入,文火煨熟后,加食盐即成。单独服饮或佐餐均宜。

适应证:用于各型糖尿病,有降血糖之功效。

62. 猪胰海参汤

组成:海参 3 只,鸡蛋 1 枚,猪胰 1 具,地肤子、向日葵杆芯各 10 克,食盐 5 克。

制法与用法:将海参泡发,去内脏,洗净,切成块;猪胰洗净,切片。鸡蛋入盘中打匀,加入食盐,放海参和猪胰,上屉蒸熟。出锅后倒入砂锅中,放入清水,煮沸后,加入用纱布包好的地肤子和向日葵杆芯,一同煮约 40 分钟即可。佐餐食用。

适应证:用于糖尿病下消证,有滋阴固肾、降血糖之功效。

63. 土茯苓猪骨汤

组成:猪脊骨 500 克,土茯苓 50 克。

制法与用法:将猪脊骨洗净,剁成几块,放入锅中加清水炖约 2 小时,熬成 3 碗,撇去浮油和骨头,加入土茯苓,再煎炖至约 2 碗即可。分 2 次食完。

适应证:用于糖尿病中消证,有清胃泻火、养阴增液之功效。

64. 荔枝鸡肠汤

组成:干荔枝肉 15 枚,雄鸡肠 1 具,姜、葱白各 3 克。

制法与用法:将鸡肠洗净,切成几段,入锅中以清水煎至半熟,加入荔枝、姜、葱,继续煮至鸡肠熟透即可。趁热吃肠喝汤,日服 3 次。

适应证:用于肾虚型糖尿病,有益肾利浊、降血糖之功效。

65. 天花粉冬瓜汤

组成:天花粉 30 克,冬瓜 250 克,食盐 4 克。

制法与用法:先将冬瓜去皮,切成薄片,与天花粉同煮汤,将熟时加食盐,煮沸即成。佐餐食用。

适应证:用于糖尿病上消证,有清肺润燥、生津止渴之功效。

66. 西瓜嫩皮煎

组成:西瓜翠衣 200 克。

制法与用法:将西瓜老皮削去,瓤子去掉,西瓜翠衣切片,入锅中水煎约 30 分钟即成。随时饮用。

适应证:用于糖尿病上消证,有清热止渴润肺之功效。

二、肥胖型糖尿病的中医食疗

肥胖是诱发 2 型糖尿病的最重要因素之一,约有 80%的 2 型糖尿病患者在发病前有肥胖史,40 岁左右的肥胖女性则更为明显。据统计,体重正常者其糖尿病发病率为 0.7%;体重超过 20%者,其糖尿病发病率为 20%;体重超过 50%者,其糖尿糖发病率高达 50%;50 岁以上的肥胖者,其糖尿病发病率可超过 80%。

肥胖者因为体内脂肪堆积,使细胞膜上的胰岛素受体减少,对胰岛素的敏感性降低,所以易产生胰岛素抵抗性。肥胖是导致糖尿病的主要原因之一。防止肥胖对减少糖尿病的发生与减轻其病情具有一定意义。

中医学认为"肥人多虚""肥人多湿",肥人"为湿盛之体",对肥胖多责之于虚、痰、湿。

(一)饮食原则

①三餐热能宜分配均匀,在保证机体蛋白质及各种营养素基本需要的基础上,使热能摄入与消耗之间产生负平衡,促使体重逐渐下降,最终达到标准体重。②在减肥膳食中蛋白质热能比应占 16%～25%。充足的蛋白质供给,可避免出现虚弱,有利于减肥膳食的坚持。③一般认为减肥应采用低糖类膳食,每日供给量以 100～200 克为宜,但不能少于 50 克,否则易出现酮症酸中毒。④进餐要定时,宜少量

多餐。晚餐以高纤维膳食为主,避免过于丰盛。⑤应控制饮酒,因为酒精产热能较高,每克酒精可产 29.2 千焦(7 千卡)热能。

(二)食疗方

1. 青鸭羹

组成:青头鸭 1 只,草果 1 个,赤豆 250 克,食盐少许,葱适量。

制法与用法:将鸭宰后去毛及肠杂,洗净,赤豆与草果放入鸭腹内,加水适量,用小火炖至鸭熟烂时,加葱适量、食盐少许即可。空腹吃肉喝汤或佐餐食用。

适应证:用于肥胖型糖尿病脾胃虚弱、湿滞中阻者,有健脾益胃、燥湿利浊之功效。

2. 茯苓饼

组成:茯苓粉、米粉各 75 克,植物油适量。

制法与用法:将上 2 粉加水适量调成糊状,用小火在平锅内放油烙成薄饼即可。可代替主食。

适应证:用于肥胖型糖尿病脾虚湿盛者,有健脾燥湿之功效。

3. 薏苡仁赤豆粥

组成:薏苡仁、赤小豆、泽泻各 50 克。

制法与用法:将泽泻先煎取汁,用汁与赤小豆、薏苡仁同煮为粥。供早晚当作主食用。

适应证:用于肥胖型糖尿病湿热壅盛者,有清热、利湿、泻浊之功效。亦治急、慢性泌尿系感染。

4. 茼蒿炒萝卜

组成:白萝卜 200 克,茼蒿 100 克,食用油、食盐、味精各适量。

制法与用法：先将白萝卜切条，茼蒿切段，放入热油锅中，炒萝卜条七成熟时加入茼蒿，加食盐、味精适量，熟透后即可。佐餐食用。

适应证：用于肥胖型糖尿病脾虚气滞者，有健脾补中、行气消食之功效，兼有腹胀者尤为适宜。

5. 辟谷仙方

组成：黑豆 375 克，火麻仁 225 克，糯米 300 克。

制法与用法：将黑豆洗净后，蒸 3 遍，晒干去皮。火麻仁浸泡一宿，滤出晒干，去皮淘洗 3 遍，与黑豆捣碎为末，用糯米合成团如拳大，入甑蒸 3～5 小时后，停火冷却 5 小时，再取出，放于瓷器贮存，不令风干。当馒头食用，每日服 1 团，半饱为度。

适应证：用于肥胖型糖尿病脾肾两虚者，兼粪便秘结者，有健脾补肾、清热润便之功效。

6. 鸡丝冬瓜汤

组成：鸡脯肉 100 克，冬瓜片 200 克，党参 3 克，食盐、黄酒、味精各适量。

制法与用法：将鸡肉切成细丝，与党参同放在砂锅中，加水 500 毫升，以小火炖至八成熟，余入冬瓜片，调加食盐、黄酒、味精适量，冬瓜熟透即可。吃肉喝汤，佐餐食用。

适应证：用于肥胖型糖尿病脾气虚弱、水湿壅盛者，有健脾利水之功效。

7. 降脂饮

组成：枸杞子 10 克，何首乌、决明子、山楂各 15 克，丹参 20 克。

制法与用法:将以上各味以文火水煮,取汁约 1 500 毫升,储于保温瓶中。当茶频饮。

适应证:用于肥胖型糖尿病伴血脂增高肝肾阴虚者,有滋补肝肾、降低血脂之功效。

8. 竹叶石膏粥

组成:淡竹叶、生石膏各 30 克,粳米 70 克,金银花 15 克,生大黄 3 克。

制法与用法:将生石膏先煮 25 分钟,下淡竹叶、金银花,同煮约 15 分钟;生大黄煎 1～2 分钟。将以上各味细筛滤汁,与粳米同煮至熟。供早晚当作主食用。

适应证:用于湿热内阻,以热为主之肥胖型糖尿病,有清热利湿、生津通便之功效。

9. 盐渍三皮

组成:西瓜皮 200 克,冬瓜皮 300 克,黄瓜皮 400 克,食盐、味精各适量。

制法与用法:将西瓜皮刮去蜡质外皮,冬瓜皮削去绒毛外皮,黄瓜去瓤心,均洗净。3 味分别用不同火候略煮熟。待凉切成块,置容器,用食盐、味精适量腌渍 12 小时即可。佐餐长期食用。

适应证:用于肥胖型糖尿病兼浮肿者,有利水消肿之功效。

10. 猪肉茴香馅水饺

组成:面粉 100 克,香油 10 克,猪肉 50 克,黄酱 5 克,茴香 150 克,葱、姜、食盐、酱油各少许。

制法与用法:①先用水把面粉调成面团,放置半小时待用。②把面团分成 10 份(10 个水饺料),擀成圆饼形的饺子皮。③把肉剁成细末,加入香油等调味品。把茴香洗净,沥去水,剁碎,与肉泥调匀,即成馅料。④用饺子皮包好馅,做成饺子后即下锅煮,煮开后略放点冷水,再煮开后再放点冷水,如此 3 次即可捞出食用。供中餐食用。

适应证:用于肥胖型糖尿病、肝炎、肾炎、冠心病等。

11. 薏苡仁杏仁粥

组成:薏苡仁 50 克,杏仁(去皮、心)10 克,茯苓 10 克。

制法与用法:先煮薏苡仁至半熟,再放入杏仁,粥成即可。供早晚当作主食用。

适应证:用于肥胖型糖尿病脾虚痰阻者,有健脾燥湿化痰之功效。

12. 黄芪内金粥

组成:生黄芪 12 克,生薏苡仁、赤小豆各 10 克,鸡内金粉 7 克,金橘饼 1 个,糯米 80 克。

制法与用法:将生黄芪掺清水煮 20 分钟后,沥去药渣,加入薏苡仁、赤小豆煮 30 分钟,再加入糯米、金橘饼及鸡内金粉共煮熟成粥。供早晚当作主食用。

适应证:用于肥胖型糖尿病脾胃虚弱者,有健脾利水、助消化之功效。

13. 鲜拌莴苣

组成:莴苣 250 克,食盐少许,料酒、味精各适量。

制法与用法:将莴苣去皮,洗净,切成丝,加食盐少量,搅拌均匀后去汁,拌入料酒、味精即可。佐餐食用,可以久用。

适应证:用于肥胖型糖尿病湿邪壅滞者,有利湿之功效。

14. 鲤鱼汤

组成:鲜鲤鱼 100 克,荜茇 5 克,川椒 15 克,生姜、香菜、料酒、葱、醋、味精各适量。

制法与用法:将鲤鱼去鳞,剖腹去肠杂,切成小块;姜、葱洗净,拍破待用。把荜茇、鲤鱼、葱、生姜放锅内,加水适量,大火煮开后,小火炖熬约 40 分钟,加入川椒、香菜、料酒、醋、味精即可。吃鱼肉喝汤,可单吃也可佐餐。

适应证:用于肥胖型糖尿病,有益肾温中之功效。

15. 香露原盅炖冬菇

组成:香菇(冬菇)50 克,鸡清汤 300 毫升,料酒 10 克,葱、生姜、食盐各适量。

制法与用法:取香菇肉厚者,洗净后放入水中浸泡。取小半只鸡,加少许葱、姜,做成清汤,鸡汤倒入蒸碗内,加料酒、食盐及香菇,用纸封固,蒸 1～1.5 小时,揭去封纸即可。佐餐食用。

适应证:用于肥胖型糖尿病、高血糖、高脂血症者,有降血糖、降血脂之功效。

16. 糙米饭

组成:糙米 100 克。

制法与用法:将米洗净,放在小饭碗中,加水 400 毫升,蒸熟。当作主食食用。

适应证:用于肥胖型糖尿病。因糙米中富含粗纤维,能增加肠蠕动,减少糖、脂肪的吸收,有助于降血糖、降血脂。

17. 眉豆煲饭

组成:眉豆 100 克,大米 150 克,食用油、食盐各适量。

制法与用法:将眉豆、大米淘洗干净,加水煮饭,用油、盐调味服食。供主食享用。

适应证:用于肥胖型糖尿病,有生津润燥、消中有补之功效。

18. 莜麦面条

组成:莜麦面粉 60 克,猪肉丝 30 克,菠菜叶 50 克,酱油 10 毫升,香油 3 毫升,姜、葱、食盐各少许,植物油适量。

制法与用法:用水调面粉成面团,用擀面杖擀成薄片,用刀切成面条。熬热油锅,先煸葱、姜,再下肉丝,炒热加水,煮开后放入切好的面条,并放入菠菜叶,待面条煮熟,加入酱油、食盐、香油,供午餐当作主食用。

适应证:用于肥胖型糖尿病、高血压、高脂血症、脑血管病等,有滋阴清热、泻火润燥之功效。

19. 猪胰炒山药

组成:猪胰 1 具,山药 30 克,食盐、花生油各适量。

制法与用法:将山药洗净,切成薄片;猪胰洗净,剁碎。将花生油入锅内,放山药及猪胰,炒熟入少许食盐调味。佐餐食用。

适应证:用于肥胖型糖尿病气阴两虚者,有降低血糖、降低血脂、益气养阴之功效。

第五章 糖尿病并发呼吸系统疾病的中医食疗

一、糖尿病并发感冒的中医食疗

感冒在糖尿病中是最为常见的并发症之一。四季皆可发生,尤以冬春季节气候骤变时,发病率高。若不及时防治,可以引起血糖升高,导致糖代谢紊乱,加重病情。因此,积极治疗感冒,对稳定糖尿病病情是十分重要的。

感冒俗称"伤风",中医学认为主要由风邪所致,常由风寒、风热引起。糖尿病可因气虚而并发感冒,临床亦屡见不鲜。

(一)饮食原则

①宜辨证用膳,采用"热者寒之""寒者热之""虚者补之"的原则。②饮食宜稀烂清爽,可有助于消化吸收,如食用烂面条、蛋汤、藕粉等。③酌情选用蔬菜,如生姜、葱白、香菜,均为发散风寒常用之物;油菜、苋菜等宜于风热之证;柑橘、杏等则可益气生津。④荤腥之品以不用或少用为好。

(二)食疗方

1. 香菜葱根紫苏汤

组成:香菜 15 克,葱根 7 茎,紫苏叶 10 克。

制法与用法:上 3 味水煎服。每晚 1 剂,3 日为 1 个疗程。

适应证:用于糖尿病风寒感冒者,有散寒解表之功效。

2. 地瓜葛根汤

组成:鲜地瓜 100 克,葛根(干品)50 克。

制法与用法:将地瓜洗净,切片,和葛根一起加水适量煮之,去渣。每日 1 次,顿服。

适应证:用于糖尿病风热感冒者,有清热宣肺之功效

3. 白菜根生姜萝卜汤

组成:干白菜根 3 个,生姜 3 片,青萝卜(切片)1 个。

制法与用法:将上 3 味加水 3 碗,煎取 1 碗半。分 2 次温服。

适应证:用于糖尿病风寒感冒者,症见鼻塞流涕、纳差者,有散寒解表、行气宽中之功效。

4. 青椒炒豆豉

组成:青椒、豆豉各 250 克,食用油、食盐各适量。

制法与用法:先用油分别炒青椒及豆豉,再将青椒与豆豉拌匀略炒加食盐即可。佐餐食用。

适应证:用于糖尿病风寒感冒者,有辛温解表散寒之功效。

5. 黄豆香菜汤

组成:黄豆 10 克,香菜 30 克。

制法与用法:将黄豆加适量水煮 15 分钟,去渣,再加香菜煮沸即可。1 次服完,每日 1 剂。

适应证:用于糖尿病风寒感冒者,有解表散寒之功效。

6. 姜葱鸡蛋汤

组成:生姜、葱白各 15 克,鸡蛋 2 枚,梨 50 克。

制法与用法:将生姜、葱白、梨3味同煎汤。取鸡蛋2枚打入碗内搅匀,用煮沸的药汁趁热时冲入。趁热顿服,覆被取汗。

适应证:用于糖尿病风寒感冒者,有宣肺解表散寒之功效。

7. 葱白粳米汤

组成:连须葱白5~10茎,生姜3片,南粳米50克。

制法与用法:将葱白洗净,切细。将南粳米加入清水500毫升,先煮成稀粥,然后放入葱白、生姜,再盖煮片刻,停火去盖待服。每日2次,趁热供早晚当作主食用

适应证:用于糖尿病风寒感冒者,有散寒解表、宣肺之功效。

8. 核桃葱姜茶

组成:核桃仁、葱白、生姜各25克,茶叶15克。

制法与用法:将前3味捣烂,同茶叶一同放入砂锅内,加水1.5碗煎煮,去渣。1次服下。

适应证:用于糖尿病风寒感冒者,症见发热无汗、周身乏力者,有宣肺散寒解表之功效。

9. 煨猪心

组成:新鲜猪心1个,食盐适量。

制法与用法:将新鲜猪心洗净,待水稍干后,放砂锅内,撒上食盐,以文火煨1小时,然后抖去食盐,取热猪心服用。每日食1~2次,一般1~2次可见效。

适应证:用于糖尿病并发风寒型感冒,有散寒解表之功效。

10. 当归生姜羊肉汤

组成:精羊肉100~200克,生姜60克,葱白10克,当归

15 克,植物油、食盐各适量。

制法与用法:先将羊肉切片,植物油炒过,兑汤 2 碗(约 1 000 毫升),加入姜、葱及当归,煮 30 分钟,再加食盐适量,熟后吃肉喝汤,取微汗。食后避风 2～4 小时。

适应证:用于糖尿病风寒感冒,反复发作者,有散寒、宣肺、解表之功效。

11. 鸡蛋苏叶饮

组成:鸡蛋 2 枚,紫苏叶 30 克。

制法与用法:先煎紫苏叶数分钟,去渣,再将鸡蛋打破搅匀倒入药汁中,上火再煮 3～5 沸即成。顿服,每日 2 次,服后覆被取汗。

适应证:用于糖尿病风寒感冒者,有宣肺散寒之功效。

12. 白菜根葱白汤

组成:大白菜根 3 个,连须葱白 2 茎,芦根 10 克。

制法与用法:上 3 味水煎取汁。趁热分 2 次服。

适应证:用于糖尿病风热感冒者,有辛凉发散、清热生津之功效。

13. 绿茶石膏方

组成:绿茶 3 克,石膏 6 克,蜂蜜适量。

制法与用法:将前 2 味在火炉上轻烤,研为细末,加蜂蜜。以温开水泡服。

适应证:用于糖尿病风热感冒者,有辛凉解表、清热之功效。

14. 葱豉豆腐汤

组成:豆腐 250 克,淡豆豉 12 克,葱白 15 克,食用油、食盐各适量。

制法与用法:先将豆腐切成小块,油煎,然后加入豆豉,放水同煮,煮沸10分钟,再入葱白、食盐,略煮片刻。趁热服之。

适应证:用于糖尿病风热感冒,症见发热、口渴者,有辛散解表、清热润燥之功效。

15. 橄榄生姜紫苏饮

组成:橄榄250克,生姜、葱头各300克,紫苏叶400克。

制法与用法:将上4味共研细末,和匀,晒干,制成药粉,每包7.5克。每次1包,每日2次,以开水冲泡,也可加少许食盐。

适应证:用于糖尿病风寒感冒,兼有胃肠症状者,有辛温解表、散寒行气之功效。

16. 茄子方

组成:茄子1个(约100克)。

制法与用法:将茄子烧熟。佐餐食用。

适应证:用于糖尿病风寒感冒,症见周身困乏明显者,有散寒解表之功效。

17. 黄芪炖猪肉

组成:黄芪30克,猪瘦肉适量。

制法与用法:将上2味加水适量炖服。

适应证:用于糖尿病气虚感冒者,有补气固表之功效。

18. 凉拌萝卜丝

组成:白萝卜500克,香油、食盐、味精各适量。

制法与用法:将白萝卜切丝,加入以上调味品。佐餐食用。

适应证:用于糖尿病风热感冒者,有辛凉宣散、下气化痰之功效。

19. 银花茶

组成:金银花 20 克,茶叶 6 克。

制法与用法:将上 2 味水煮取汁。趁热分 2 次服。

适应证:用于糖尿病风热感冒,症见发热、烦渴明显者,有辛凉发散、清热除烦之功效。

20. 鸡蛋方

组成:鸡蛋 2 枚,冷开水 20 毫升。

制法与用法:取鸡蛋打碎与冷开水一起搅匀,沸水冲之,再上火煮 3 分钟即可。趁热顿服,取微汗。

适应证:用于糖尿病风热感冒,症见汗出明显者,有清热养阴敛汗之功效。

21. 鸡蛋米醋芒硝方

组成:鸡蛋 3 枚,米酒 60 毫升,芒硝 3 克。

制法与用法:将鸡蛋打碎,与另 2 味调和,待芒硝化尽即成。顿服。

适应证:用于糖尿病风热感冒,症见发热、便秘者。

二、糖尿病并发气管炎的中医食疗

气管炎是糖尿病患者较为常见的呼吸道并发症之一。糖尿病患者发生气管炎后,病情就会加重,且不易控制,易导致酮症发生,可引起不良后果。因此,应采取积极有效的治疗措施。

中医学认为糖尿病患者的气管炎属于“咳嗽”“痰饮”“喘证”等范围,常由身体虚弱,外邪袭肺,痰饮潴留于肺而导致本病的发生。

(一)饮食原则

①饮食宜清淡,可多吃小白菜、菠菜、胡萝卜等能清肺化痰的新鲜蔬菜,对减轻症状大有益处。②宜摄入充足的蛋白质,多吃富含优质蛋白质的食物,既可补充营养消耗,又无增痰上火之弊。③忌食海腥油腻之物,以免助湿生痰。④忌辣椒、大葱、烟、酒等刺激之品,以免刺激呼吸道而使病情加重。

(二)食疗方

1. 萝卜茶

组成:白萝卜100克,茶叶5克,食盐少许。

制法与用法:将茶叶用沸水冲泡5分钟,取汁。白萝卜洗净,切片,置锅中煮烂,加食盐调味,倒入茶汁即可。每日2剂,不拘时温服。

适应证:用于糖尿病并发肺热型气管炎,有清肺化痰之功效。

2. 紫苏子酒

组成:紫苏子600克,黄酒2 500毫升。

制法与用法:将紫苏子放入锅中,用文火微炒,装入布袋,放入小坛内,倒入黄酒浸泡,加盖密封,7日后开封,弃去药袋即成。每次250毫升,每日服2次。

适应证:用于糖尿病并发气管炎,证属痰涎壅盛、肺气上逆者,有降气化痰之功效。

3. 柚子炖鸡

组成:柚子1个,雄鸡1只。

制法与用法:柚子去皮留肉,雄鸡去内脏,洗净。将柚子切块,放入鸡腹内,隔水炖熟。喝汤吃肉,每周1次。

适应证:用于糖尿病并发气管炎属脾虚湿盛者,症见痰多气喘者,有益气健脾、化痰平喘之功效。

4. 醋豆腐方

组成:醋50毫升,豆腐500克,植物油50克,葱花少许,食盐适量。

制法与用法:将油烧熟后,倒入葱花,加少许食盐,而后倒入豆腐,用铲将豆腐压成泥状后翻炒,加醋,再加少许水,继续翻炒,起锅。趁热佐餐食之。

适应证:用于糖尿病并发气管炎属风寒犯肺者,有宣肺散寒止咳之功效。

5. 猪肺粥

组成:猪肺500克,大米100克,薏苡仁50克,料酒、葱、食盐、姜、味精各适量。

制法与用法:将猪肺洗净,加水适量,放入料酒,煮成七成熟即捞出,切成肺丁,同淘净的大米、薏苡仁一起入锅内,并放入葱、姜、食盐、味精、料酒,先置武火上煮沸,然后改文火煨炖至米熟烂即可。供早晚当作主食用,经常食用效果显著。

适应证:用于糖尿病并发气管炎属肺气虚弱者,有补肺止咳平喘之功效。

6. 雪梨酒

组成:雪梨500克,白酒1 000毫升。

制法与用法:将梨洗净,去皮核,切成5毫米见方的小块,放入酒坛内,加入白酒,加盖,每隔2日搅拌1次,浸泡7

日即成。随意饮之。

适应证:用于糖尿病并发气管炎属肺阴虚者,有滋阴润肺止咳之功效。

7. 橄榄萝卜饮

组成:橄榄 400 克,萝卜 500～1 000 克。

制法与用法:上 2 味煎汤代茶。任意饮服。

适应证:用于糖尿病并发气管炎属风热犯肺者,有清肺利咽、化痰止咳之功效。

8. 橘茶

组成:茶叶、干橘皮各 2 克。

制法与用法:上 2 味用沸水冲泡 10 分钟即可。代茶饮用。

适应证:用于糖尿病并发气管炎属肺脾两虚者,有止咳化痰之功效。

9. 冬花茶

组成:茶叶 6 克,冬花、紫菀各 3 克。

制法与用法:将上 3 味用开水冲泡。每日代茶饮。

适应证:用于糖尿病并发气管炎属肺寒者,有温肺化痰、止咳平喘之功效。

10. 南瓜藤茶

组成:南瓜藤 1 条。

制法与用法:将新鲜的南瓜藤剪去头,插入一净瓶内,经 1 夜,藤液滴入瓶内。早上取液以开水冲服。

适应证:用于糖尿病并发气管炎属脾虚痰湿者,有健脾化痰、祛湿止咳之功效。

11. 龟肉酒

组成:龟肉 1 000 克,酒曲 300 毫升,糯米 6 500 克。

制法与用法:将龟肉煮烂,连汁和酒曲、糯米同酿酒,候熟备用。每次饭后温饮 1～2 小杯,每日 3 次。

适应证:用于糖尿病并发气管炎属气血亏虚者,有补气益肺之功效。

12. 芝麻核桃酒

组成:黑芝麻、核桃仁各 25 克,白酒 500 毫升。

制法与用法:将黑芝麻、核桃仁挑选干净,放入酒坛中,把酒倒入,拌匀,上盖封严,每隔 2 日搅拌 1 次,浸泡 15 日即成。每次 15～20 毫升,每日服 2 次。

适应证:用于肾虚型糖尿病并发气管炎,有补肾纳气、平喘止咳、润肠通便之功效。

13. 人参核桃煎

组成:人参 3 克,核桃肉 3 个。

制法与用法:人参、核桃肉同时入锅,多加水煎煮 1 小时,煎汁约 150 毫升。饮汤后将人参、核桃肉嚼食。

适应证:用于糖尿病并发气管炎肺气虚弱者,有补益肺肾、生津润肺之功效。

14. 韭菜鸡蛋方

组成:韭菜 100 克,鸡蛋 2 枚,食用油适量。

制法与用法:韭菜洗净,切碎,与鸡蛋调匀,油煎制饼。当作点心吃。

适应证:用于糖尿病并发气管炎属脾肾亏虚者,有温肾健脾化痰之功效。

15. 胡萝卜大枣汤

组成:胡萝卜 150 克,大枣 15 枚。

制法与用法:将胡萝卜、大枣加水 2 碗,煎成 1 碗即可。

每日 3 次分服,连服 3～5 日。

适应证:用于糖尿病并发气管炎属肺气不宣者,有宣肺平喘止咳之功效。

16. 醋鱼止嗽汤

组成:鲤鱼 250 克,醋 200 毫升。

制法与用法:醋加等量的水煮鲤鱼,不放盐。吃鱼喝汤,适量食用。

适应证:用于糖尿病并发气管炎属痰涎壅盛者,有祛湿化痰之功效。

17. 醋胰止咳方

组成:猪胰 1 具,醋 200 毫升。

制法与用法:将猪胰洗净,切成薄片,以醋煮熟。适量服食之。

适应证:用于糖尿病并发气管炎属阴虚肺燥者,有滋阴润燥止咳之功效。

18. 鸡蛋百合方

组成:鸡蛋 2 枚,百合 60 克。

制法与用法:上 2 味同煮至蛋熟。去蛋壳连汤食用,每日 1 次。

适应证:用于糖尿病并发气管炎属肺气虚弱者,有补肺止咳之功效。

19. 桑白皮酒

组成:桑白皮 200 克,米酒 1 000 毫升。

制法与用法:将桑白皮切碎,浸入米酒中封口,置于阴凉处,每日摇动 1～2 次,7 日后开封即成。每次饮服 15～20 毫升,每日 3 次。

适应证:用于糖尿病并发气管炎属肺热咳喘者,有泻肺平喘止咳之功效。

20. 雪羹汤

组成:海蜇(或海蜇皮)30 克,荸荠 60 克。

制法与用法:上 2 味加水适量同煮,数沸之后即成,食海蜇皮、荸荠并饮汤,佐餐食用。

适应证:用于糖尿病并发气管炎或肺炎属痰热郁肺者,有清热化痰、化积消痞之功效。

21. 五味子鸡蛋方

组成:五味子 250 克,鲜红皮鸡蛋 10 枚。

制法与用法:先将五味子煮汁待冷后,放入鸡蛋,浸泡6～7 日。每日早晨用滚水或黄酒冲服鸡蛋。

适应证:用于糖尿病并发气管炎属肺肾气虚者,有补益肺肾、纳气平喘之功效。

22. 玉竹沙参焖老鸭方

组成:玉竹、沙参各 30～50 克,老鸭半至 1 只,调味品适量。

制法与用法:将鸭去毛及内脏洗净,加玉竹、沙参放入瓦罐内,用文火焖煮 1 小时以上。调味后饮汤吃鸭肉。佐餐适量食之。

适应证:用于糖尿病并发气管炎属肺燥者,有清燥润肺之功效。

23. 鲫鱼散

组成:鲫鱼数条,姜半夏粉 3 克,米汤适量。

制法与用法:将鲫鱼去肠杂洗净,放在瓦上焙干研碎。每次服鱼粉 5 克,同时兼服姜半夏粉 3 克,用米汤送服,每日

3次。

适应证:用于糖尿病并发气管炎属痰湿者,有利水祛湿、化痰平喘之功效。

24. 公英猪肉方

组成:猪肉150克,蒲公英100克。

制法与用法:将上2味加水煮烂服用。每日2次,佐餐食用。

适应证:用于糖尿病并发气管炎属肺热者,症见咳嗽痰黄者,有清肺热、止咳化痰之功效。

25. 乌骨母鸡方

组成:乌骨母鸡1只,好陈醋500毫升。

制法与用法:将鸡去毛及内脏,切碎,同陈醋煮烂,分3~4次,佐餐食用。

适应证:肾虚型糖尿病并发气管炎,有补肾纳气之功效。

三、糖尿病并发肺炎的中医食疗

肺炎是糖尿病的急性严重并发症之一。按其病变部位可分为大叶性肺炎、间质性肺炎及支气管肺炎。本病起病急骤,传变迅速,必须积极救治,否则病情加重,不仅原有的糖尿病不易控制(尤其是老年性糖尿病),甚者可出现酮症酸中毒或败血症,导致病情迅速恶化,应引起高度警惕。

中医学认为肺炎是肺系的外感热病,属"风温犯肺""肺热咳嗽"等范畴。常因寒温失调,饮食不节,导致卫气不固,风寒风温之邪乘虚犯肺,肺失清肃,痰热壅盛,闭郁于肺,阻于气道而致病。

（一）饮食原则

①应保证热能和蛋白质等营养成分的摄入,补充因发热体力消耗的热能,特别要吃些瘦肉、猪肺等,既能清热,又有润肺作用。②少量多餐,进易于消化的流质或半流质食物。③在饮食配制上,多供给富含铁、铜、钙的食物,多进食清热化痰之品。④不宜食坚硬及含粗纤维高的刺激性食物。禁食生葱、大蒜、洋葱及过酸过甜之品。

（二）食疗方

1. 白萝卜茶

组成:白萝卜 100 克,茶叶 5 克,食盐少许。

制法与用法:茶叶用沸水冲泡 5 分钟,取汁。白萝卜洗净,切片,置锅中煮烂,加食盐调味,倒入茶汁即可。每日 2 剂,不拘时温服。

适应证:用于糖尿病并发肺炎属痰湿蕴肺者,有祛湿化痰止咳之功效。

2. 鱼腥草鸡蛋方

组成:鱼腥草 30 克,鸡蛋 1 枚。

制法与用法:将鱼腥草煎取汁,冲鸡蛋 1 枚。顿服,每日 1 次。

适应证:用于糖尿病并发肺炎属痰热壅肺者,症见咳嗽胸痛,呼吸急促者,有清热平喘、止咳化痰之功效。

3. 鸭梨杏仁茶

组成:大鸭梨 1 个,苦杏仁 10 克。

制法与用法:将杏仁去皮尖,打碎;鸭梨去核,切块,加适量水同煮,待熟,入冰糖溶化。代茶饮用,不拘时。

适应证:用于糖尿病并发肺炎属阴虚肺燥者,有滋阴清热、润燥止咳之功效。

4. 梨丝拌萝卜

组成:白萝卜 250 克,梨 100 克,生姜末少许,香油、食盐、味精各适量。

制法与用法:将萝卜切成丝,用沸水焯 2 分钟捞起,加上梨丝,少许姜末及上述其他调料,拌匀。凉食。

适应证:用于糖尿病并发肺炎属阴虚肺燥者,有生津润燥止咳之功效。

5. 鸡蛋绿茶

组成:鸡蛋 2 枚,绿茶 15 克。

制法与用法:上 2 味同煮至蛋熟,蛋去壳,再煮至水干。食蛋,不拘时。

适应证:用于糖尿病并发肺炎属热邪犯肺者,有清热化痰之功效。

6. 莴笋方

组成:莴笋 500 克,鲜鱼腥草 100 克,食盐 2 克,生姜 6克,葱白 10 克,醋 10 毫升,酱油 15 毫升。

制法与用法:将鲜莴笋摘去叶,剥去皮,冲洗之后,切成3～4 厘米长的节,再切成粗丝,用食盐 1 克腌渍沥水待用。将鱼腥草洗净,用沸水略焯后捞出,加 1 克食盐拌合腌渍待用;将鲜莴笋丝、鱼腥草放入盘内,加入生姜、葱白、酱油、醋拌匀即成。佐餐食用。

适应证:用于糖尿病并发肺炎属痰热壅肺者,有清热化痰之功效。

7. 雪梨黑豆方

组成:大雪梨1个,黑豆50克。

制法与用法:将梨削去表皮,在靠梨柄处切开留作梨盖,用小勺挖去梨核。将黑豆洗净,装入梨孔内,把梨柄盖上,用竹签插牢,放在瓷盅内,再将盅放在加水的锅内,置中火上徐徐蒸炖,水沸后40分钟将梨取出装入盘内即成。适量食用。

适应证:用于糖尿病并发肺炎属热痰蕴肺者,症见咳嗽痰多、气喘明显者,有清热化痰平喘之功效。

8. 罗汉果茶

组成:罗汉果15～30克。

制法与用法:将罗汉果切成碎块,用沸水沏冲,闷泡15分钟。代茶饮。

适应证:用于糖尿病并发肺炎属肺经热盛者,症见咳嗽、气喘而大便秘结者,有清肺止咳、润肠通便之功效。

9. 冬瓜薏苡仁汤

组成:冬瓜60克,薏苡仁30克。

制法与用法:上2味加水煎汤饮服。每日1剂,连服7～8日。

适应证:用于糖尿病并发肺炎属肺经热盛者,症见咳嗽痰多、不易咳出者,有清肺化痰之功效。

10. 萝卜橄榄饮

组成:鲜萝卜120克,芦根30克,青橄榄7枚,葱白7茎。

制法与用法:将上4味煮汤。代茶饮,连服3日。

适应证:用于糖尿病并发肺炎属热邪犯肺者,症见咳嗽、发热者,有清热化痰止咳之功效。

11. 荷叶丝瓜扁豆茶

组成:鲜荷叶边 6 克,丝瓜皮、西瓜皮、鲜扁豆花、金银花、鲜竹叶心各 9 克。

制法与用法:将上方水煎取汁。频饮,每日 1～2 剂。

适应证:用于糖尿病并发肺炎属热邪犯肺者,有清热化痰平喘之功效。

12. 苦瓜茶

组成:鲜苦瓜 1 条,茶叶适量。

制法与用法:将苦瓜截断去瓤,装入茶叶,再接合,悬挂通风处阴干。每次 6～9 克,水煎或开水冲泡,代茶饮。

适应证:用于糖尿病并发肺炎属肺热者,症见高热、咳嗽、呼吸气促者,有清热宣肺平喘之功效。

13. 猪肺百合汤

组成:猪肺 150 克,百合、党参各 10 克,食盐适量。

制法与用法:上 3 味共炖熟,食盐调味服。每日 1 剂,3 日为 1 个疗程。

适应证:用于糖尿病并发肺炎属热邪犯肺者,症见咳嗽痰不易出、烦躁乏力者,有清肺化痰之功效。

14. 苋菜苏子饮

组成:苋菜 100 克,紫苏子、萝卜子各 10 克。

制法与用法:上 3 味水煎服。每日 1 剂,7 日为 1 个疗程。

适应证:用于糖尿病并发肺炎属肺经热邪壅盛者,有清热平喘止咳之功效。

15. 鳗鱼汤

组成:大鳗鱼 1～2 条,食盐适量。

制法与用法:将鱼去肠杂,洗净后放于砂锅中加清水煮1~2小时,其汤上有油上浮,去其浮油,加食盐少许。每日1小杯,饭前空腹服,每日2次。

适应证:用于糖尿病并发肺炎,有止咳平喘之功效。

16. 鲜鸡血方

组成:鲜鸡血适量。

制法与用法:取鲜鸡血生食。每次1大汤匙,每日3次,空腹食用。

适应证:用于糖尿病并发肺炎属热邪犯肺者,后期口渴、发热、咳痰浓浊者,有清热化痰止咳之功效。

17. 黑枣葶苈汤

组成:大黑枣4枚,甜葶苈10克。

制法与用法:上2味加水煎浓汤。每日1剂,分2次服。

适应证:用于糖尿病并发肺炎属热邪伤肺者,初期咳嗽、发热,甚者咳痰带血者,有清肺止咳之功效。

18. 凉拌三鲜

组成:竹笋30克,荸荠40克,海蜇50克,调味品适量。

制法与用法:先将竹笋切成片,以沸水焯后沥干;将荸荠洗净,切片;把泡发好的海蜇洗净,切丝,用热水焯一下。在上3味中加调味品凉拌即可。佐餐食用。

适应证:用于糖尿病并发肺炎属热邪犯肺者,有清热化痰、止咳平喘之功效。

19. 鸡蛋蛤蟆方

组成:鸡蛋1枚,活蛤蟆1只。

制法与用法:将鸡蛋1枚,从活蛤蟆口塞入其腹中,用黄泥包裹,火中煨熟,去蛤蟆、蛋壳及杂物。食蛋,每日1枚,连食 3～5 日。

适应证:用于糖尿病并发肺炎属痰热闭肺者,症见咳嗽、气急甚至喘息不止者,有清肺化痰平喘之功效。

20. 石膏乌梅汤

组成:石膏 150 克,乌梅 20 枚,白蜜适量。

制法与用法:将石膏捣碎,纱布包裹,与乌梅煎煮,过滤取汁,去渣,调入白蜜适量。频饮。

适应证:用于糖尿病并发肺炎属痰热犯肺者,症见寒战、发热、咳嗽、口渴者,有清肺化痰止咳之功效。

21. 猪肉公英汤

组成:猪肉 150 克,蒲公英 100 克。

制法与用法:将上 2 味加水煮烂。每日服食 2 次。

适应证:用于糖尿病并发肺炎属痰热壅肺者,有清热化痰之功效。

22. 雪梨银耳贝母汤

组成:雪梨 1 个,银耳 6 克,川贝母 3 克。

制法与用法:将银耳泡发,然后与雪梨、川贝母用水煎服。饮服。

适应证:用于糖尿病并发肺炎属痰热壅肺者,有清热化痰之功效。

23. 苋菜粳米粥

组成:冬苋菜、粳米各适量。

制法与用法:将上 2 味煮粥当作主食用。

适应证:用于糖尿病并发肺炎属热邪犯肺者,有清热宣肺止咳之功效。

四、糖尿病并发肺结核的中医食疗

肺结核是呼吸系统的一种特殊感染。随着结核病防治水平的提高，其发病率已明显下降。但糖尿病为常见病，故糖尿病并发肺结核者仍较为多见。据统计，糖尿病并发肺结核的发病率为非糖尿病肺结核的 2～4 倍。糖尿病并发肺结核者中 50%～60% 为先发现糖尿病，后发现肺结核；有 20%～30% 的患者糖尿病与肺结核同时发现。

患糖尿病后，糖、脂肪、蛋白质代谢紊乱，维生素 A 缺乏，易导致结核杆菌感染。糖尿病控制不满意者，更易发生肺结核。糖尿病并发肺结核者较单纯肺结核者病情严重，肺结核可进一步促使糖尿病代谢紊乱，而代谢紊乱又加重了肺结核，二者相互影响，形成恶性循环。因此，对糖尿病并发肺结核者，应及早发现，及早治疗。

自从应用胰岛素和抗结核药物同时治疗后，糖尿病并发肺结核的死亡率已由 50% 降到 0.5%。

中医学认为，肺结核属"肺痨""劳瘵"范畴，常由肺阴虚亏、阴虚火旺、气阴两虚所致。

(一)饮食原则

①宜高蛋白饮食，应给予生理价值高的优质蛋白质食物，其中动物蛋白质应占 50% 以上，这样可以补充机体由于蛋白质大量分解所造成的损耗。②摄入适量的糖，一般每天摄入 200～300 克糖类为宜，以保证糖原的合成。③给予丰富的维生素，如维生素 A、B 族维生素与维生素 C 等都要

充分供给。④多吃些含钙、铁丰富的食物,以促进病灶钙化及改善因咯血引起的贫血。⑤多吃些对结核杆菌有抑制作用,并能缓解和消除症状的食物,如甲鱼等。此外,还宜多吃有清肺补肺作用的食物,如白木耳、百合等。⑥忌用烟酒及辛辣刺激性食物,如胡椒、韭菜等,少食或不食肥厚大热燥痰的食物,如猪肉、羊肉、公鸡等。

(二)食疗方

1. 南杏桑白煲猪肺

组成:南杏仁、桑白皮各 15 克,猪肺 250 克。

制法与用法:先将猪肺切片,洗净气管中泡沫,再与南杏仁、桑白皮一同放入瓦煲内,加水煲煮 1～2 小时,去药渣。服汤食猪肺。

适应证:用于肺阴虚亏型糖尿病并发肺结核,有滋补肺阴之功效。

2. 杞子南枣鸡蛋汤

组成:枸杞子 20 个,南枣 7 枚,鸡蛋 2 枚。

制法与用法:鸡蛋煮熟去壳,加入枸杞子、南枣,再煮至熟。吃鸡蛋喝汤,每日或隔日 1 次。

适应证:用于阴虚肺热型糖尿病并发肺结核,有润肺清热之功效。

3. 黄梨荸荠竹沥汤

组成:黄梨 100 克,鲜竹叶 100 片,荸荠 50 个,橘红 10 克,6 厘米长的鲜芦根 30 支,鲜竹沥 30 毫升。

制法与用法:黄梨取汁,鲜竹叶煎汁,鲜芦根取汁,橘红煎汁,荸荠取汁,诸汁与鲜竹沥一同慢火浓缩即可。每次 20

毫升,每日服 3 次。

适应证:用于阴虚肺热型糖尿病合并肺结核,有润肺清热之功效。

4. 虫草鸡羹汤

组成:乌骨鸡 200 克,冬虫夏草 10 克,淮山药片 30 克,食盐、味精各适量。

制法与用法:水 4 大碗,入乌骨鸡,旺火煮开,即下冬虫夏草、山药片,改用文火炖煮,1 小时后即可食用,食时加食盐、味精。可佐餐食用。

适应证:用于阴虚肺热型糖尿病并发肺结核,有润肺滋阴清热之功效。

5. 猪肺白及汤

组成:猪肺 250 克,白及 30 克,酒、食盐各适量。

制法与用法:将猪肺挑去血筋活膜,洗净,同白及入瓦罐,加酒少许煮熟,食汤或稍加食盐调味,佐餐食用;亦可单煮猪肺,以之蘸白及末食用。

适应证:用于阴虚肺热型糖尿病并发肺结核,症见咯血明显者,有润肺清热止血之功效。

6. 鳝鱼汤

组成:鳝鱼 2 条(约 150 克),北沙参、百合各 10 克,食盐、味精、生姜各少许。

制法与用法:钉住鳝鱼头,剖腹刮去脊刺洗净,切成小段,放入生姜,武火煮开,即入沙参、百合,改用文火炖煮,半小时后即可。佐餐食用时,酌加食盐和味精。

适应证:用于阴虚肺热型糖尿病并发肺结核,有润肺清热、养阴之功效。

7. 北芪百部甲鱼汤

组成:北芪、地骨皮各 15 克,生地黄 20 克,百部 50 克,甲鱼 200 克,食盐适量。

制法与用法:将前 4 味煎汤去渣,加入甲鱼炖熟,加食盐调味服。每日 1 剂,7 日为 1 个疗程。

适应证:用于肺肾阴虚型糖尿病并发肺结核,有补益肺肾、滋阴降火之功效。

8. 燕窝羹

组成:燕窝 4 克,川贝母 10 克,猪瘦肉 150 克,食盐、味精各适量。

制法与用法:选择色白而略呈透明的燕窝 4 克,水发胀大;猪瘦肉剁细末,川贝母打碎另包。以上 3 味共置容器中,入清水 3 碗,旺火煮开,改文火熬炖半小时即可。食用时,放食盐及味精。

适应证:用于肺肾阴虚型糖尿病并发肺结核,症见咯血明显者,有养阴清肺、化痰止咳之功效。

9. 花鱼姜枣汤

组成:花鱼 1 条,生姜 2 片,红枣 3 枚。

制法与用法:将花鱼去肠脏,加生姜、红枣,用水 7 碗,煮成 2 碗。早晚分食,每周食 2～3 次。

适应证:用于肺肾阴虚型糖尿病并发肺结核,症见消瘦、咯血、低热明显者,有补益肺肾、滋阴降火之功效。

10. 浮小麦黑豆乌梅方

组成:浮小麦、黑豆各 50 克,乌梅 2 枚。

制法与用法:上 3 味加水煎。傍晚服,连服 1 周。

适应证:用于肺气虚型糖尿病并发肺结核,症见盗汗明显者,有补肺敛汗之功效。

11. 白木耳猪瘦肉方

组成:白木耳 5 克,猪瘦肉 100 克,鱼肝油适量,调味品适量。

制法与用法:将前 2 味共煮汤,待熟后加鱼肝油 10 滴及调味品服食。每日 2 次,连服 20～30 日。

适应证:用于气阴两虚型糖尿病并发肺结核,有补气养阴之功效。

12. 荔枝红枣汤

组成:荔枝核 7 枚,红枣 5 枚,凤凰衣 10 枚。

制法与用法:上 3 味加水浓煎,取汁顿服,宜早晚空腹服用。

适应证:用于肺肾阴虚型糖尿病并发肺结核而以盗汗为甚者,有补肺肾、养阴血之功效。

13. 梨藕柿饼汤

组成:鲜梨 2 个,鲜藕去皮 500 克,柿饼(去蒂)1 个,大枣(去核)10 枚,鲜茅根 50 克。

制法与用法:鲜梨去核,柿饼、大枣、鲜茅根用水泡过后,加梨,煮开锅后再煮半小时。饮汤,每日 2～3 次。

适应证:用于阴虚肺热型糖尿病并发肺结核,症见咳嗽、咯血者,有养阴清肺止咳之功效。

14. 柿叶茶

组成:柿叶、绿茶各适量。

制法与用法:柿叶(以秋季自然脱落者较好)洗净,晒干,研细末,瓷罐备贮。每日 2～3 次,每次取柿叶末 6 克,以茶叶煎汁,候冷送服。

适应证:用于阴虚肺热型糖尿病并发肺结核,症见咯血明显者,有养阴清肺之功效。

15. 猪肉陈皮山药汤

组成:猪瘦肉 100 克,陈皮 10 克,淮山药 15 克,罗汉果 1 枚,食盐适量。

制法与用法:前 4 味共炖烂,食盐调味后食。每日 1 剂,10 日为 1 个疗程。

适应证:用于肺脾两虚型糖尿病并发肺结核,有补肺健脾止咳之功效。

16. 鹌鹑白及汤

组成:鹌鹑 1 只,白及 10 克。

制法与用法:鹌鹑洗净与白及 10 克共煮熟,去药渣后食肉饮汤。

适应证:用于肺肾两虚型糖尿病并发肺结核,症见咯血明显者,有补肺益肾之功效。

17. 椰子燕窝饮

组成:椰子 1 个,燕窝 3 克,西洋参 5 克,冰糖适量。

制法与用法:椰子顶上挖洞,将冰糖、水发燕窝及西洋参(宜切成薄片)放入椰子内,入锅隔水清炖半小时即可。可常服之。

适应证:用于气阴两虚型糖尿病并发肺结核,有益气养阴、肺脾双补之功效。

18. 蚕蛹方

组成:蚕蛹 100 克。

制法与用法:将蚕蛹焙干研细末。每次服 10 克,每日 2 次,10 日为 1 个疗程;或常炒食。

适应证:用于气阴两虚型糖尿病并发肺结核,有气阴双补之功效。

19. 母鸡白果海参汤

组成:老母鸡肉 200 克,白果仁 50 克,海参 20 克,生姜、老葱、食盐、味精各适量。

制法与用法:海参水发;白果先氽备用。将老母鸡肉用刀背拍松切块,入姜、葱下锅先炖,至六成熟,加入海参、白果仁,改文火再炖半小时,入食盐、味精,即可食用。

适应证:用于气阴两虚型糖尿病并发肺结核,症见咯血、盗汗、低热明显者,有补气益阴、止血敛汗之功效。

20. 鸡蛋五味子方

组成:鸡蛋 20 枚,五味子 500 克。

制法与用法:将五味子浓煎取汁,浸没鸡蛋,加盖放阴凉处 10 日,至蛋壳溶化。服时小火将蛋煮熟,每服 1~2 枚,每日 1~2 次。

适应证:用于肺虚型糖尿病并发肺结核而以咳嗽为明显者,有补肺止咳之功效。

21. 山药板栗猪肉方

组成:山药 50 克,板栗 50 克,猪瘦肉 100 克。

制法与用法:将上 3 味加水炖汤服食,每日 2 次,连用 15~20 日。

适应证:用于肺脾气虚型糖尿病并发肺结核,有肺脾双补之功效。

22. 猪肉莲子百合羹

组成:猪肉(以瘦肉为佳)200~250 克,莲子、百合各 30 克,调味品适量。

制法与用法:将上 3 味加水煲熟,调味后食用。

适应证:用于气阴两虚型糖尿病并发肺结核,有益气养阴润肺之功效。

23. 水鱼山药龙眼羹

组成:水鱼 1 只,淮山药、龙眼肉各 15～25 克。

制法与用法:先用热水烫水鱼,使其排尿后,切开洗净,去肠脏,然后将水鱼肉与壳连同淮山药、龙眼肉放炖盘内加水适量,隔水炖熟食用。

适应证:用于气阴两虚型糖尿病并发肺结核,症见低热、乏力、痰中带血明显者,有补肺气、养阴止血之功效。

24. 玉蝴蝶鸡蛋汤

组成:玉蝴蝶 10 只,鸡蛋 1 个。

制法与用法:将玉蝴蝶浓煎取汁,用此沸药汁冲鸡蛋。空腹服,早晚各 1 次。

适应证:用于气阴两虚型糖尿病并发肺结核,有补气养阴、清热润肺之功效。

25. 母鸭虫草蛋

组成:老母鸭 1 只,冬虫夏草 10 克,鹌鹑蛋 20 枚,姜、葱、食盐、味精各少许。

制法与用法:将鹌鹑蛋煮熟去壳备用;将老母鸭宰杀煺毛,开膛除去内脏。将冬虫夏草、去壳的鹌鹑蛋塞入母鸭腹内,入姜、葱,武火煮开,改文火慢炖,待熟透放入食盐、味精。可随意食用。

适应证:用于阴阳两虚型糖尿病并发肺结核,有阴阳双补之功效。

26. 野兔黄花鱼方

组成:野兔 1 只,黄花鱼 3～4 条,调味品适量。

制法与用法：将野兔去毛杂，洗净后，连同收拾干净的黄花鱼一起，入调味品炖熟。随意食用。

适应证：用于气阴两虚型糖尿病并发肺结核，有补肺益阴、润肺止咳之功效。

27. 麦麸猪肉方

组成：小麦麸 100 克，猪瘦肉末 250 克，葱、食盐各少许，糯米粉适量。

制法与用法：将前 4 味加调料拌成肉馅，以糯米粉包成汤团煮熟。随意食用。

适应证：用于肺脾气虚型糖尿病并发肺结核，有补肺益脾之功效。

第六章　糖尿病并发心脑血管病及高脂血症的中医食疗

一、糖尿病性高血压的中医食疗

糖尿病并发高血压远比非糖尿病患者要高。据有关资料报道，国外发病率为 40％～80％，国内为 28.4％～48.1％。临床发现，糖尿病患者并发的高血压不仅发病率高、发病早，而且随着年龄的增长而不断增加。本病为"继发性高血压"或"症状性高血压"。糖尿病性高血压日久易导致视网膜病变、脑血管病变、冠状动脉粥样硬化及心力衰竭等。可见，糖尿病患者控制高血压是极其重要的。

根据本病主要证候、病程的转归及其并发症，属于中医"头痛""眩晕""肝风"等范畴。

糖尿病性高血压的中医食疗目的在于平衡阴阳，调和气血，以助病情的改善。

（一）饮食原则

①控制总热能以纠正体重超重。②限制钠盐。③控制膳食脂肪，将食物脂肪的热能比限制在 25％～30％。平时宜选用植物油、低饱和脂肪酸、低胆固醇的食物。④多吃一些富含维生素 C 的新鲜蔬菜，保证摄入一定量的高钾低钠及多纤维素的食物。⑤禁用浓茶、浓咖啡、烈性酒类及刺激

性食物。此外,还应戒烟。

(二)食疗方

1. 鲜芹菜汁

组成:鲜芹菜 250 克。

制法与用法:将鲜芹菜洗净,放入沸水中烫 2 分钟,切碎绞汁。每服 1 小杯,每日 2 次。

适应证:用于糖尿病性高血压伴高脂血症属湿热者,有清热利湿、凉血平肝、降血压、降血脂之功效。

2. 海蜇荸荠汤

组成:海蜇皮 50 克,荸荠 100 克。

制法与用法:将海蜇皮洗净,荸荠去皮,切片,共同煮汤。吃海蜇皮、荸荠,饮汤,每日 2 次。

适应证:用于糖尿病性高血压,有清心降火,益肺凉肝之功效。长期食用无不良反应。海蜇不含脂肪,为低脂膳食中理想的食品。

3. 芹菜鲜汁茶

组成:鲜芹菜 500 克

制作与用法:将新鲜芹菜(包括根、茎、叶)洗净,晾干,放入沸水中烫泡 3 分钟,捞出切成细段,捣烂取汁。代茶频饮,当日饮完。

适应证:平肝降压。对伴有高脂血症、糖尿病者尤为适宜。

4. 芹菜豆奶汁

组成:鲜芹菜 500 克,豆奶 250 毫升。

制作与用法:将鲜芹菜择洗干净,连根、茎、叶放入温开水中浸泡30分钟,取出立即切碎,投入家用捣汁机中,快速绞榨取汁,用洁净纱布过滤,收取汁液备用。将豆奶倒入锅中,用小火或微火煮沸,随即将芹菜汁液兑入,再煮至沸即可。

适应证:清热解毒,补虚降糖。对高血压伴糖尿病、动脉粥样硬化症者尤为适宜。

5. 夏枯草煲猪肉

组成:夏枯草20克,猪瘦肉50克。

制法与用法:将夏枯草、猪瘦肉(切薄片),用文火共煲汤。吃肉喝汤,佐餐食用。

适应证:用于糖尿病性高血压属肝阳上亢者,有清肝热、散郁结、降血压之功效。

6. 海带冬瓜汤

组成:海带30克,冬瓜100克,花生50克,猪瘦肉50克,食盐适量。

制法与用法:前4味共煲汤,加食盐调味。佐餐食用,连用7日。

适应证:用于糖尿病性高血压兼高血脂者。

7. 冬瓜青鱼汤

组成:冬瓜500克,青鱼250克,食用油、调味品各适量。

制法与用法:先用油将洗净的青鱼段煎至金黄色,入冬瓜,加调味品炖汤。佐餐食用,2日食完。

适应证:用于糖尿病性高血压属肝火炽盛者,有清热利水、解毒生津之功效。

8. 玉米须茶

组成:玉米须20克,杜仲30克。

制法与用法:煎汤代茶饮。日数次,可长期饮用。

适应证:用于糖尿病性高血压,可利尿、降压、生津止渴。

9. 香油拌菠菜

组成:菠菜 500 克,香油、食盐各适量。

制法与用法:菠菜沸水中浸泡 3 分钟,用香油、食盐拌食。可长期佐餐食用。

适应证:用于糖尿病性高血压属火盛津亏者,可清热泻火,润燥调中。

10. 醋花生

组成:花生仁(带红衣)适量,食醋适量。

制法与用法:花生仁浸入食醋内,半月后食用。每晚临睡前食 5～10 粒。

适应证:用于糖尿病性高血压,有健脾利湿润肺之功效。

11. 蒜泥芝麻酱拌黄瓜

组成:紫皮大蒜头 50 克,嫩黄瓜 250 克,芝麻酱少许,食盐、味精、香醋、香油各适量。

制作与用法:将紫皮大蒜瓣开,除去外皮,洗净后放入温开水浸泡 10 分钟,切碎,剁成大蒜泥备用。黄瓜用温开水浸泡片刻,反复洗净外表皮,再用沸水烫后去两端,连皮剖开,切片,加少许食盐抓浸片刻,滤去多余的渍液,放入大碗中,加芝麻酱、食盐、味精、香醋、香油,调入大蒜泥,拌和均匀即可。当菜佐餐,适量食用。

适应证:清热利湿,解毒降压。适用于各种高血压,伴糖尿病、高脂血症、骨质疏松症者尤为适宜。

12. 海带汤

组成:海带、薏苡仁各 30 克,鸡蛋 2 枚,食盐、食用油、味精、胡椒粉适量。

制法与用法:将海带洗净,切成条状,薏苡仁洗净,共放入锅内,加水煨炖至极烂,连汤备用。铁锅置旺火上,放入食用油,将打匀的鸡蛋炒熟后,即将海带、薏苡仁连汤倒入,加食盐、味精、胡椒粉即成。佐餐食用。

适应证:用于糖尿病性高血压属湿热者,有清热利湿、利尿降压之功效。

13. 胆汁绿豆粉

组成:猪胆汁120克,绿豆粉60克。

制法与用法:将猪胆汁与绿豆粉混合拌匀,晾干研末。每服6克,每日2次。

适应证:用于糖尿病性高血压属肝火上炎者,有清肝泻火之功效。

14. 牛奶冬瓜条

组成:冬瓜400克,牛奶50毫克,鲜汤、食盐、植物油、味精、淀粉各适量。

制作与用法:将冬瓜去皮和瓤,洗净后切成2厘米厚7厘米宽、10厘米长的大块,用刀在冬瓜肉面划成1厘米见方的斜格子形,深度为1厘米,然后切成7厘米长、2厘米厚宽的长条。炒锅上大火,放植物油烧至七成热,放入冬瓜条,炸约15分钟,见冬瓜肉略微收缩、发软时捞出沥油;油锅留底油,放入鲜汤,将炸过的冬瓜条放入汤内加盖焖煮2分钟,然后放入食盐、味精,倒入牛奶,将湿淀粉徐徐淋入锅内,边淋边搅,直至冬瓜条裹紧卤汁即成。当菜佐餐,随意使用。

适应证:清热解毒,生津润肠。适用于各型高血压,对伴有单纯性肥胖症,糖尿病者尤为适宜。

15. 天麻鱼汤

组成:天麻 25 克,川芎、茯苓各 10 克,鲜鲫鱼 1 条(500 克左右),葱、姜及调味品各适量。

制法与用法:将川芎、茯苓、天麻一同放入米泔水中,浸泡 4~6 小时,弃去茯苓、川芎,捞出天麻,置米饭上蒸透,切片;再将天麻片放入去鳞、腮、内脏之鱼腹中,置盆中,加入姜、葱、清水,蒸 30 分钟;最后按常规方法调味做羹汤,浇于鱼上即成。佐餐食用。

适应证:用于糖尿病性高血压属肝阳上亢者,有平肝潜阳、健脾祛痰之功效。

16. 天麻橘皮茶

组成:天麻 10 克,鲜橘皮 20 克。

制法与用法:上 2 味水煎,代茶饮。

适应证:用于糖尿病性高血压属肝阳上亢者,有平肝潜阳,理气和中之功效。

17. 降压茶

组成:罗布麻叶 6 克,山楂 15 克,五味子 5 克。

制法与用法:上 3 味开水冲泡,代茶饮。

适应证:用于糖尿病性高血压属肝阳上亢者,有降压利尿、活血安神之功效。

18. 山楂茶

组成:山楂 15 克,荷叶 20 克。

制法与用法:上 2 味共制粗末,水煎,代茶饮,每日 1 剂。

适应证:用于糖尿病性高血压,有降血压、降胆固醇之功效。

19. 花生仁

组成:连衣花生仁 500 克,夏枯草 500 克,五味子 100

克,酸枣仁 50 克。

制法与用法:将夏枯草、五味子、酸枣仁共入锅中,水煎3 次,去渣合汁 3 大碗;将花生仁和药汁入锅中加水慢炖,至药汁欲干时离火,冷却后,将花生仁晒干或烘干,装瓶备用。每次吃 20 粒,每日 2 次。

适应证:用于糖尿病性高血压,有降压、安神之功效。

20. 海带决明煎剂

组成:海带 20 克,决明子 15 克。

制法与用法:上 2 味水煎,至海带熟烂,吃海带喝汤。

适应证:用于糖尿病性高血压属肝阳上亢者,有平肝潜阳、降血压、降血脂之功效。

21. 苹果芹菜汁

组成:苹果 1 个,胡萝卜 1 个,芹菜 50 克,柠檬汁适量。

制作与用法:将胡萝卜洗净,切成片;苹果洗净,去皮除核,切成片,与洗净、切碎的芹菜一同放入果汁机中搅拌取汁,加入柠檬汁搅匀即可。上下午饮用。

适应证:明目美容,利湿降压。适用于各型高血压病伴有糖尿病、慢性胃炎、胃酸缺乏症、萎缩性胃炎、前列腺炎等病症者尤为适宜。

22. 山楂山药羹

组成:山楂 100 克,山药 200 克,淀粉、鲜汤、食盐、味精、香油各适量。

制作与用法:将鲜山楂去核,洗净,切成薄片;山药去皮,洗净,剖开,斜切成薄片。锅内加鲜汤、山药片、山楂片,煮开撇去浮沫,放入味精、香油、精盐调味,用湿淀粉勾芡即可。早晚食用。

适应证：健脾开胃，消食化积，降压降脂。适用于各型高血压病，对伴有糖尿病、动脉粥样硬化症、高脂血症等病症者尤为适宜。

23. 陈皮干豆腐丝

组成：干豆腐皮 400 克，陈皮 15 克，红干辣椒、姜丝、花椒油、酱油、料酒、白糖、植物油、食盐、味精各适量。

制作与用法：将干豆腐皮切成细丝；陈皮用温水洗净，放碗内加少量温水泡软，切成细丝；干辣椒洗净，去蒂、子，切成细丝；炒锅上大火，放植物油烧至八成热，将干豆腐皮丝分数次抖散下入油锅内，炸成浅红色，捞出控净油。炒锅内放植物油，烧至五成热，放入辣椒丝、陈皮丝、姜丝、花椒油煸出香味，随即烹上酱油、料酒，加入泡陈皮的水和白糖、食盐、味精，煮沸，撇去沫，放入炸过的干豆腐皮丝，用小火慢煮至汤将尽时，装入盘中即可。当菜佐餐，随意食用。

适应证：补益脾胃，利尿消肿，降脂降压。适用于各型高血压病，对伴有营养不良性水肿、慢性肾炎、高脂血症、糖尿病等病症者尤为适宜。

24. 山楂玉米须汤

组成：山楂 15 克，玉米须 50 克。

制作与用法：将山楂洗净，去核打碎，与洗净的玉米须一同放入砂锅内，加水适量，大火煮沸后，改用小火煮 30 分钟，收取汁液即成。上下午饮用。

适应证：补益脾胃，利尿消肿，降脂降压。适用于各型高血压病，对伴有营养不良性水肿、慢性肾炎、高脂血症、糖尿病等病症者尤为适宜。

二、糖尿病性冠心病的中医食疗

糖尿病性冠心病是糖尿病并发的心血管病变之一,也是老年性糖尿病患者最常见的并发症。据国外文献报道,糖尿病并发冠心病是非糖尿病患者的 2～3 倍,发病率为 42%～52%,死亡率为 40%～70%;国内的发病率为 34.8%～38%。由此可见,糖尿病性冠心病对患者的健康和寿命的影响是严重的。日常膳食中注意合理营养,是防治冠心病并发症的重要措施之一。

本病属于中医学"真心痛""胸痹"等范畴。多由心气不足,心阳不振,以致气滞、寒凝、血瘀和痰浊阻碍心脉,影响气血运行所致。

(一)饮食原则

①饮食中的总热能宜低于正常生理需要。建议每天热能分配的比例为早餐30%、午餐50%、晚餐20%,以防热能过多而导致肥胖。②宜限制脂肪摄入的质和量。一般认为膳食中的多不饱和脂肪酸、饱和脂肪酸、单不饱和脂肪酸之比以 1:1:1 为宜。患者每日胆固醇摄入量应控制在200～300 毫克以下,将有助于降低血清胆固醇的含量。③适当摄入糖类,一般以不超过总热能的 10% 为宜。最好采用含纤维素较多的糖类食物。④多吃富含维生素 C、维生素 E 和镁的绿色蔬菜及含糖量低的水果,多吃降血脂、降胆固醇的食物,以改善心肌营养代谢,预防血栓发生。⑤少量多餐,避免暴饮暴食,以防止心肌梗死的发生。每日食盐的摄入量

应限制在 2~5 克,以减轻心脏负担。⑥对浓茶、咖啡、辣椒、芥末、烟、酒等兴奋神经系统的食物少用或不用。

(二)食疗方

1. 参冬茶

组成:人参 6 克,天冬 30 克,五味子 10 克。

制法与用法:水煎,代茶饮之。

适应证:用于糖尿病性冠心病属心气不足者,有益气养心之功效。

2. 桃仁散

组成:桃仁粉 10~15 克,丹参粉 15 克。

制法与用法:冲服,每日 2~3 次。

适应证:用于糖尿病性冠心病属气滞血瘀者,有活血化瘀之功效。

3. 莪术猪心汤

组成:莪术块根 25 克,猪心 1 具,调味品适量。

制法与用法:将莪术块根洗净切片,与猪心加水适量煮熟,加入少许调味品。吃肉喝汤,每日 1 剂,连用数日。

适应证:用于糖尿病性冠心病属气滞血瘀兼心血不足者,有行气化瘀、活血补血之功效。

4. 仙人粥

组成:制何首乌 30~60 克,山药 40 克,粳米 100 克,红枣 3~5 枚。

制法与用法:将制何首乌、山药煎取浓汁,去渣,同粳米、红枣同入砂锅内煮粥。供早、晚餐当作主食用。

适应证:用于糖尿病性冠心病属肝肾两虚者,有滋补肝肾、益气养阴之功效。

5. 贝七蛋

组成:川贝母粉1.5克,田七粉0.5克,鸡蛋1枚。

制法与用法:将鸡蛋开一小孔,倒出部分蛋清,加入上2味药粉搅和,用草纸封好孔,再用数层湿草纸包裹鸡蛋,在火上烤熟,去草纸及蛋壳即可。食蛋,每日1枚,连用3~5日。

适应证:用于糖尿病性冠心病属气虚血瘀者,有益心散瘀止痛之功效。

6. 参叶茶

组成:人参叶3~5克。

制法与用法:将参叶揉碎,开水沏泡,代茶饮,连用10~15日。

适应证:用于糖尿病性冠心病缓解期及预防性治疗,有扶正祛邪之功效。

7. 黄芪炖鸡

组成:生黄芪30~50克,乌鸡1只,食盐适量。

制法与用法:杀鸡去毛弃内脏,洗净,与黄芪同炖至烂熟(水开打去浮沫),弃黄芪,加食盐适量。食肉喝汤,酌量分次食用,连用3~10日。

适应证:用于糖尿病性冠心病,尤以心肾两虚、自汗盗汗者为适宜,有益气养心之功效。

8. 参芪鸡

组成:党参(或人参)10克,生黄芪30克,鸡1只(约750克),调味品适量。

制法与用法:杀鸡去毛及内脏,与2药同炖至鸡脱骨,加调味品即可。酌量分次食用,连用 10～15 日。

适应证:用于糖尿病性冠心病属心气虚弱者,有益气养心、和血通络之功效。

9. 黑鱼芪菇汤

组成:黑鱼 1 条(约 500 克),黄芪 20 克,香菇 300 克,葱、姜、食盐、料酒、水淀粉、味精各少许。

制法与用法:黑鱼去鳞、头及内脏等,切成薄片,加食盐、姜、葱后用水淀粉上浆备用;黄芪水煎取汁 100 毫升。先轻炒香菇片,加黄芪汁,煮开后加入黑鱼片,滴数滴料酒,加入少许葱、姜、食盐等,起锅时入味精。佐餐食用。

适应证:适用于糖尿病性冠心病并发慢性心衰、肢体水肿等,有益气扶正之功效。

10. 玉竹猪心

组成:玉竹 500 克,猪心 100 克,生姜、葱、花椒、食盐、味精、香油各适量。

制法与用法:①将玉竹洗净,切成节,用水稍润,煎熬 2 次,收取药液 1 000 毫升。②将猪心破开,洗净血水,与药液、生姜、葱、花椒同置锅内,在火上煮到猪心六成熟时,捞出晾凉。③将猪心放在卤汁锅内,用文火煮熟捞起,揩净浮沫;在卤汁锅内放入食盐、味精和香油,加热成浓汁,将其均匀地涂在猪心里外即成。佐午餐食用。

适应证:用于糖尿病性冠心病属热邪伤阴者,有滋阴清热之功效。

11. 海带汤

组成:海带 9 克,决明子 15 克,生藕 20 克,调味品适量。

制法与用法:决明子水煎去渣,加海带及藕煮熟,加调味品。吃海带及藕,饮汤,佐餐食用,每日 1 次,连用 15 日。

适应证:用于糖尿病性冠心病属心血瘀阻者,有益心散瘀之功效。

12. 丹参山楂酒

组成:丹参、山楂、延胡索各 50 克,瓜蒌 30 克,薤白 10 克,米酒 500 毫升。

制法与用法:上各味同放瓷罐中浸泡 3 日后备用。每次服浸酒 5～10 毫升,每日 3 次,连服 7 日。

适应证:用于糖尿病性冠心病属心阳不足、心血瘀阻者,有辛温通阳、活血化瘀、通络止痛之功效。

13. 羊心红花

组成:羊心 1 个,红花 6 克,食盐少许。

制法与用法:将红花加水 1 杯浸泡,入食盐少许,徐徐涂羊心上,炙熟食用。隔日 1 剂,连用数剂。

适应证:用于糖尿病性冠心病属心血不足、心血瘀阻者,有养血活血止痛之功效。

14. 猪心芭蕉花

组成:猪心 1 个,芭蕉花 250 克,调味品适量。

制法与用法:将猪心洗净,与芭蕉花一起放入锅内,加水煎煮,待烂熟后加调味品即可。吃猪心喝汤,佐午餐食用,隔日 1 剂,连用 7 剂。

适应证:适用于各型糖尿病性冠心病,有补益之功效。

15. 薤白饮

组成:薤白 15 克,三七粉 3 克,桂枝 9 克,沙参 30 克,黄酒适量。

制法与用法:前 4 味水煎去渣,用黄酒冲服。每日 2 次,连服数日。

适应证:用于糖尿病性冠心病属阴阳虚痹者,有通阳益阴、宣痹散寒之功效。

16. 薤白葱白粥

组成:薤白15克(鲜品60克),葱白30克,生地黄15克,川芎6克,大米50克。

制法与用法:先把薤白、葱白洗净,切碎,与生地黄、川芎共煎汁20毫升,然后同大米煮粥。供早餐当作主食用,7～8日为1个疗程。

适应证:用于糖尿病性冠心病属心阳闭阻者,有通阳散寒、宣痹止痛之功效。

17. 猪心炖二参

组成:新鲜猪心1个,党参、紫丹参各30克,食盐少许。

制法与用法:将猪心剖开洗净,与党参、紫丹参同放入砂锅中,加水适量,文火炖熟,加食盐少许,调匀即可。饮汤食猪心,隔日1次,连用10日。

适应证:用于糖尿病性冠心病属气阴两虚、瘀血痹阻者,有益气养阴、活血通络之功效。

18. 羊肉炖首乌黑豆

组成:何首乌15克,黑豆30克,羊肉100克,植物油、食盐各适量。

制法与用法:将羊肉洗净,切碎,放入砂锅内焓汁,用文火炒透,加入何首乌、黑豆,再加清水约3碗,先用旺火煮开,后用文火熬汤,最后加食盐、植物油调味。饮汤食肉,每日2次,每次1碗,佐餐食用。

适应证:用于糖尿病性冠心病属肝肾阴虚者,有滋补肝肾之功效。

三、糖尿病性脑血管病的中医食疗

糖尿病性脑血管病系指糖尿病所并发的脑血管病变（脑血栓形成及脑出血）。它严重威胁着患者的生命安全，是糖尿病患者致死、致残的主要原因之一。

目前已公认脑动脉硬化与糖尿病性脑血管病的发生有密切的关系。据国外报道，糖尿病并发脑血管病的发病率为非糖尿病的2～5倍，占糖尿病患者的20%～30%。国内资料报道为5.2%～47.8%。临床上糖尿病并发脑血栓形成比脑出血多见，并且可反复出现小中风，或者完全无中风发作而表现为假性球麻痹。

糖尿病性脑血管病属"中风"范畴。中医学把中风分为"中经络"（病情较轻）与"中脏腑"（病情较重或危重）两类，并与眩晕、痰症、瘀症有一定的联系。

（一）饮食原则

①一般情况下，中风患者的饮食均为每日三餐。若有的患者牙齿咀嚼功能较差，消化能力低下，最好少量多餐。合理、科学地安排进餐次数，以利于促进疾病的康复。②饮食提倡"早吃好、中吃饱、晚吃少"的原则，每餐进食宜缓慢，以微饱即可，每日主食量300克，切忌暴饮暴食或偏食。③多吃蔬菜，少吃动物脂肪，食物制作宜细、烂、软，使之不费咀嚼之力。提倡高蛋白饮食，预防因长期低蛋白血症造成的记忆力减退。④适当进食蔬菜，特别是绿叶菜，有助于增

强记忆,振奋精神,补充体内微量元素。⑤属于阳虚或寒证的患者,禁用生冷、寒凉食物;属于阴虚或热证的患者,禁用辛辣燥热性质的食物。⑥为避免疾病复发,应注意多吃些降血脂、降血压、降胆固醇的食物。

(二)食疗方

1. 黄芪桂枝五物粥

组成:黄芪、生姜各 15 克,炒白芍、桂枝各 10 克,粳米 60 克,大枣 4 枚。

制法与用法:将黄芪、白芍、桂枝、生姜煎浓汁去渣;粳米、大枣煮粥,粥成时入药汁,调匀。供早餐做主食用。

适应证:用于糖尿病性脑血栓形成属营卫不和者,有调和营卫、养血通络之功效。

2. 珍珠牡蛎散

组成:珍珠母、生牡蛎各 50 克,葛根 15 克。

制法与用法:各碾成粉,冲服,每日 2～3 次。

适应证:用于糖尿病性脑血栓形成属肝阳上亢者,有平肝潜阳之功效。

3. 醋蛋

组成:米醋 200 克,鲜蛋 1 枚。

制法与用法:将米醋装入大口瓶中,然后放入鸡蛋,浸泡 48 小时,蛋壳被融化,只剩一层薄皮包蛋清、蛋黄时,用筷子把它挑破,搅匀即成。分 5 日食完,每晨空腹服 50 克左右,开水冲服。

适应证:用于糖尿病性脑血管病,兼有高血压及胃病者尤佳。有健脑益智之功效。

4. 葛粉羹

组成:葛粉 250 克,荆芥穗 50 克,淡豆豉 100 克。

制法与用法:将葛粉捣碎成细粉末,再制成面条;把荆芥穗和淡豆豉用水煮六七沸,去渣取汁,再将葛粉面条放入荆芥穗、淡豆豉汁中煮熟。供午餐食用。

适应证:用于糖尿病性脑血栓形成属络脉空虚,风邪入中者,有祛风养血通络之功效。

5. 黄芪猪肉羹

组成:黄芪 30 克,大枣 5 枚,当归、枸杞子各 10 克,猪瘦肉 50 克,食盐适量。

制法与用法:猪肉切片,与以上各药共炖汤,加食盐适量调味,佐餐食用。

适应证:用于糖尿病性脑血栓形成后遗症属气虚血瘀者,有益气活瘀通络之功效。

6. 黑豆蚯蚓汤

组成:黑豆衣、蚯蚓、独活各 10 克。

制法与用法:上 3 味加水适量,煎汁 400 毫升,分 2 次口服。

适应证:用于血瘀痹阻型糖尿病性脑血栓形成,有活血通络、除痹止痛之功效。

7. 枸杞子羊肾粥

组成:枸杞子 30 克,羊肾 1 个,羊肉、粳米各 50 克,葱、五香粉各少许。

制法与用法:将羊肾、羊肉切片,与枸杞子并入上述调料先煮 20 分钟,下米熬成粥,供午餐当作主食用。

适应证:用于糖尿病性脑血栓形成属肝肾两虚者,有滋补肝肾、养血活络之功效。

8. 海蜇马蹄汤

组成:海蜇头、生马蹄(即荸荠)各 60 克。

制法与用法:先将海蜇头漂洗去咸味,再与马蹄同煮。不拘时饮之。

适应证:用于糖尿病性脑血管病,有养心益脑、滋阴润燥之功效。

9. 北芪煲南蛇肉

组成:北芪 50 克,南蛇肉(蟒蛇、蚺蛇)200 克,生姜 3 片,植物油、食盐各少许。

制法与用法:前 2 味加生姜 3 片、植物油、食盐、水适量煲汤。饮汤食蛇肉,佐餐食用。

适应证:用于糖尿病脑血栓形成后遗症属气虚血瘀者,有益气养血、祛瘀通络之功效。

10. 独活乌豆汤

组成:独活 15 克,乌豆 100 克,米酒少许。

制法与用法:上 3 味加清水 3～4 碗,煎成 1 碗,去渣取汁,佐餐食用。

适应证:用于糖尿病性脑血栓形成络脉空虚,风邪入中者,有祛风通络之功效。

11. 人参薤白粥

组成:人参 10 克,薤白 12 克,鸡蛋(去黄)1 枚,小米 50 克。

制法与用法:先将人参切碎,加水用文火煎汤,然后入小米煮粥,将熟,下鸡蛋清及薤白,煮熟,供早餐当作主食用。

适应证:用于气虚瘀滞型糖尿病性脑血栓形成之恢复

期,有益气行气、通阳散瘀之功效。

12. 地龙桃花饼

组成:干地龙 30 克,红花、赤芍各 20 克,当归 50 克,川芎 10 克,桃仁(去皮尖,略炒)15 克,黄芪、小麦面各 100 克,玉米面 400 克。

制法与用法:将地龙焙干研粉;将黄芪、红花、当归、赤芍、川芎浓煎取汁。将地龙粉、玉米面混匀,并以药汁调和成面团,分制为 20 个小饼;将桃仁匀布饼上,入笼中蒸熟(或用烤箱烤熟)。每次食 1 个,每日 2 次。

适应证:用于气虚血瘀型糖尿病性脑血栓形成后遗症,有益气活血通络之功效。

13. 芪蛇汤

组成:黄芪 60 克,南蛇肉 200 克,桃仁 10 克,生姜 3 片,食盐适量。

制法与用法:前 4 味加水煮汤,加食盐调味。饮汤吃肉,佐餐食用。

适应证:用于气虚血瘀型糖尿病性脑血栓形成后遗症,有益气活血、通络化瘀之功效。

四、糖尿病性高脂血症的中医食疗

糖尿病性高脂血症系指患者血液中的三酰甘油、胆固醇酯、磷脂、胆固醇及非脂化脂肪酸的浓度超过正常范围。糖尿病患者以高三酰甘油血症最为常见,发生率为 28%～70%。

糖尿病人群中的冠心病发病率增高除与高血糖及其并

发的高血压、肥胖等因素有关外,与血脂浓度升高亦有关。由此可见,糖尿病所致的脂质代谢异常是导致动脉粥样硬化、冠心病和脑血管病变发生的主要危险因素之一。因此,对高脂血症的预防和治疗是降低糖尿病性心脑血管并发症,减少死亡率的关键所在。

中医学认为高脂血症属于"浊阻""痰湿""肥胖""湿热"等范畴,多在脏腑之气虚衰的基础上,饮食不节,嗜食肥甘,好坐好静等而形成正虚邪实证。目前,中医治疗高脂血症已积累了丰富的临床经验。

(一)饮食原则

①饮食宜清淡,限制动物脂肪,适当增加植物油。②体重超重或肥胖者,应通过限制主食摄入的办法来达到减肥的目的。③多吃含纤维素的膳食,如粗粮、蔬菜等,有利于降血脂和增加饱腹感。④适当增加一些具有降血脂、降胆固醇作用的食物,如山楂、洋葱、灵芝等。

(二)食疗方

1. 苦瓜茶

组成:苦瓜1个,绿茶50克。

制作与用法:将鲜苦瓜在上1/3处截断,去子,纳入茶叶后,用竹签插合,并以细线扎紧,挂通风处阴干。苦瓜干后,外部用洁净纱布蘸温开水擦净,连同茶叶切碎,混合均匀备用。每次取10克,放入有盖杯中,用沸水冲泡,加盖闷30分钟后,频频饮用,可连续冲泡3～5次。

适应证:清热利尿,明目减肥,降低血脂。适用于各型高脂血症,对伴发糖尿病、肥胖症、视网膜病、皮肤病者尤为适宜。

2. 山楂荷叶茶

组成:鲜山楂30克(干品15~20克),荷叶15克,生槐花5克,草决明30克。

制法与用法:上4味药洗净,放锅中煎煮,去渣取汁。代茶频饮,可常服。

适应证:用于糖尿病性高脂血症属肝肾不足、虚阳上亢者,症见头晕、心悸、失眠者,有滋阴平肝、潜阳祛脂之功效。

3. 山楂猪肉方

组成:去皮猪肉750克,去核山楂250克,葱、姜、花椒、酱油、黄酒、植物油各适量。

制法与用法:先将猪肉、山楂放入锅内,加水2 000毫升,用旺火煮开,待猪肉煮至7成熟捞出待凉,切成约3厘米长的条,浸在用酱油、黄酒、葱、姜、花椒调成汁,1小时后沥干。在炒锅内放适量的植物油,用文火烧热,放肉条炒至肉色微黄时,用漏勺捞出,沥去油;再将煮锅内的山楂放油锅内略翻炒后,放入肉条同炒,用文火收干汤汁,起锅装盘。佐餐食用。

适应证:用于糖尿病性高脂血症属湿浊瘀滞者,有祛瘀降脂之功效。

4. 山楂黄芪荷叶茶

组成:焦山楂、黄芪各15克,荷叶8克,当归、泽泻各10克,生大黄5克,生姜2片,生甘草3克。

制法与用法:上各味同煎汤。代茶随饮,或每日3次。

适应证:用于糖尿病性高脂血症属湿浊瘀滞者,有祛瘀降浊降脂之功效。

5. 爆炒三鲜

组成：芹菜 250 克，玉米笋 150 克，香蕈 20 克，植物油、食盐等调料各适量。

制法与用法：将香蕈泡好；芹菜择洗干净，切成段与香蕈、玉米笋一同入锅，以植物油爆炒，待熟时加上食盐等调料，翻炒几次即可。宜常食用。

适应证：用于糖尿病性高脂血症属脾胃失调、痰湿内蕴者，有调中开胃、降压祛脂之功效。

6. 山楂麦芽饮

组成：山楂、麦芽各 160 克。

制法与用法：将上 2 味洗净，加水煎煮 2 次。可常饮，疗程不限。

适应证：用于糖尿病性高脂血症属痰浊瘀阻者，有祛瘀降浊之功效。

7. 芦笋枸杞苡仁羹

组成：芦笋 50 克，枸杞子 30 克，薏苡仁 20 克，红小豆 60 克。

制作与用法：将枸杞子、薏苡仁、红小豆分别洗净，放入温开水中浸泡 30 分钟，连同浸泡水一起放入砂锅内，加水适量，大火煮沸后改用小火煮 1 小时；芦笋切成碎末，待枸杞子、薏苡仁、红小豆煮至熟烂成羹状，调入芦笋碎末拌和均匀，继续煮成羹即成。早晚分食。

适应证：清热解毒，补虚止津，降低血脂。适用于肝肾阴虚型高脂血症，对伴有动脉粥样硬化症、糖尿病、冠心病、视网膜损害病症患者尤为适宜。

8. 生姜草茶

组成:生姜、草茶各等份。

制法与用法:将上2味切碎,加水煎汤。代茶饮用,疗程不限,可久服。

适应证:用于糖尿病性高脂血症属湿浊瘀阻者,有化浊降脂之功效。

9. 豆油炒洋葱

组成:豆油适量,洋葱60克,食盐少许。

制法与用法:将洋葱洗净,切碎,用豆油炒,加少许食盐即可。每日进食。

适应证:用于糖尿病性高脂血症属湿浊瘀阻者,有祛湿降浊降脂之功效。

10. 魔芋绿豆糕

组成:魔芋精粉3克,面粉150克,绿豆50克,鲜酵母5克。

制作与用法:将绿豆煮熟备用;面粉加鲜酵母及温水和成稀面糊,待发酵后,加入魔芋精粉和成软面团发好备用。蒸锅内加水煮开,铺上屉布,放入面团1/3,用手蘸水轻轻拍平,再将煮熟的绿豆撒上1/2,铺平,然后将面团全部放入拍平,最后用大火蒸15分钟,切成10块。当作主食用。

适应证:降压降脂,软化血管。适用于各型高脂血症,对伴有糖尿病、动脉硬化患者尤为适宜。

11. 洋葱牛肉蒸饺

组成:洋葱300克,面粉500克,牛肉末250克,香油50毫升,酱油50毫升,食盐、味精、花椒、大茴香、姜末各适量。

制作与用法:将泡花椒、大茴香的水分3次搅入肉末内,待搅至浓稠时,分 2 次倒入酱油,加入食盐、味精、香油、姜末调匀,最后将切碎的洋葱拌入肉馅内备用。面粉 150 克用开水搅成烫面团,另将面粉 350 克,用水和制均匀,上面案与烫面团揉好,然后擀成饺子皮,最后将馅抹在皮上,包成月牙形饺子,码入笼内,用大火蒸 8 分钟即成。当作主食用。

适应证:降血压,降血脂,降血糖。

12. 魔芋黄瓜

组成:魔芋精粉 3 克,黄瓜 250 克,精食盐、酱油、鸡精、蒜泥、葱末、姜末、香油各适量。

制作与用法:先将黄瓜用水反复洗净,用沸水冲洗黄瓜表面,剖开后去子,切成薄片,放入大碗中,加食盐腌渍片刻,取出,码放在盘形碗中,加酱油、鸡精、蒜泥、葱末、姜末及香油拌和,再将魔芋精粉加入,搅和均匀即成。适量食用。

适应证:清热解毒,利水止渴,降低血脂。适用于各型高脂血症,对伴有糖尿病、结核病、瘙痒、疔痈等症患者尤为适宜。

13. 辣炒葱片

组成:洋葱 500 克,食盐、味精、辣椒油、花椒末、香油各适量。

制作与用法:将洋葱剥除外皮,洗净后切成片,放入沸水锅中焯一下,捞出控净水分,放凉待用。另碗用开水烫后,加食盐、味精、辣椒油、花椒末拌和均匀,加入焯后的洋葱片混合,淋入香油即成。适量食用。

适应证:活血解毒,化痰降脂。适用于各型高脂血症,对伴有高血压病、糖尿病患者尤为适宜。

14. 绿豆胡萝卜藕方

组成:绿豆 200 克,胡萝卜 125 克,大藕 4 节。

制法与用法:将绿豆洗净,浸泡 30 分钟后滤干;将胡萝卜洗净,切碎,捣泥。藕洗净后,以刀切开靠近藕节的一端,切下部分留做盖,将混匀的绿豆萝卜泥塞入藕洞内,塞满为止;再将切下部分盖在原处,用竹签插牢,上锅隔水蒸熟。佐餐食用。

适应证:用于糖尿病性高脂血症属虚阳上亢者,症见心烦、失眠者,有滋阴清热降脂之功效。

15. 麦麸玉竹饮

组成:玉竹 10 克,麦麸 50 克。

制作与用法:将玉竹洗净后切片,晒干或烘干,研为细末,与麦麸充分混匀,一分为二,放入绵纸袋中,挂线封口备用。冲茶饮,每次 1 袋。将麦麸玉竹袋放入杯中,用刚煮沸的水冲泡,加盖闷 15 分钟后即可,频频饮用,每袋可连续冲泡 3～5 次,每日 1 剂。

适应证:补虚健脾,生津止渴,降血脂。适用于各型高脂血症,对伴发高血压病、糖尿病、动脉粥样硬化等患者尤为适宜。

16. 芹菜黑枣汤

组成:水芹菜 500 克,黑枣 250 克。

制法与用法:将黑枣洗净,去核,与摘洗干净并切段的芹菜共同煮食。

适应证:用于糖尿病性高脂血症属肝肾不足、虚阳上亢者,有滋补肝肾、祛脂降压之功效。

17. 山楂薏苡仁茶

组成:荷叶 60 克,生山楂、生薏苡仁各 10 克,橘皮 5 克。

制法与用法:将上 4 味共研细末,混匀,早上放入热水瓶中,沸水冲泡后代茶饮。当日如喝完再加开水泡,每日1剂,连续饮服100日。

适应证:用于糖尿病性高脂血症属湿浊瘀阻者,有祛浊降脂之功效。

18. 燕麦饼

组成:燕麦500克,植物油、食盐、味精、五香粉各适量。

制作与用法:先将燕麦放入铁锅炒至香熟,磨成细粉,放入盆内,加入食盐、味精、五香粉混合均匀,倒入沸水,和成面团,切成小块,制成圆饼;然后将平底锅烧热后刷上一层植物油,放入燕麦圆饼,烙至两面呈金黄色即成。供主食食用。

适应证:降血糖,降血脂。适用于各型高脂血症,对伴有糖尿病者尤为适宜。

19. 冬瓜汤

组成:冬瓜500克,香油、食盐各少许。

制法与用法:将冬瓜煮汤食之,可略加香油、食盐调味。

适应证:用于糖尿病性高脂血症属湿浊者。有祛浊降脂之功效。

20. 萝卜鲍鱼汤

组成:鲍鱼适量,鲜萝卜1个,调味品适量。

制法与用法:将鲍鱼洗净,切丝,与洗净的萝卜一起煨汤,加调味品食用。

适应证:用于糖尿病性高脂血症属肝脾不和者,症见头晕头胀,脘闷不适者,有理气健脾、和胃降浊之功效。

21. 昆布海藻汤

组成:昆布、海藻各30克,黄豆150克,食盐、味精、香油各适量。

制法与用法:将前3味泡好洗净,加水煮汤,待豆熟时加上述调味品适量即可服食。

适应证:用于糖尿病性高脂血症属脾虚湿浊内停者,有健脾宽中、祛浊降脂之功效。

22. 紫菜汤

组成:紫菜、荷叶、鸡汤各适量。

制法与用法:将紫菜、荷叶放入鸡汤中,做成紫菜汤,经常食用。

适应证:用于糖尿病性高脂血症属湿浊者,有祛浊降脂之功效。

23. 燕麦苡仁圆饼

组成:燕麦面250克,粗麦粉100克,薏苡仁30克,植物油、香油、葱末、姜末、食盐、味精各适量。

制作与用法:将薏苡仁去杂洗净,晒干或烘干,研为粗粉,与燕麦面、粗麦粉充分搅和均匀,放入盆中,加水适量调拌成糊,加适量植物油及香油、葱末、姜末、食盐、味精拌和均匀;然后将平底煎锅置大火上,加植物油适量,中火烧至六成热时,用小勺将燕麦薏苡仁糊逐个煎成圆饼即成。供主食食用。

适应证:健脾利湿,降糖降脂。适用于各型高脂血症,对伴有糖尿病患者尤为适宜。

24. 洋葱豆腐

组成:豆腐400克,洋葱150克,花椒粉、大茴香、桂皮粉、生姜、酱油、料酒、鸡汤、湿淀粉、味精、食盐、植物油各适量。

制作与用法:先将豆腐切成小方块,用油炸成金黄色;再将洋葱、生姜切成小长方条;然后炒锅上火,放植物油烧热,放入洋葱、大茴香、桂皮粉、生姜、花椒粉和酱油炝锅;最后将炸好的豆腐及料酒、鸡汤入锅内焖一会儿,见汤不多时放入食盐、味精、用湿淀粉勾芡,出锅即成。适量食用。

适应证:健脾益气,降脂降压。适用于各型高脂血症,对伴有慢性胃炎、脂肪肝、高血压病、冠心病、糖尿病等患者尤为适宜。

25. 薏苡仁海带汤

组成:薏苡仁 20 克,海带 20 克,鸡蛋 1 个,植物油、食盐、味精、胡椒粉各适量。

制作与用法:将水发海带洗净,切条,与洗净的薏苡仁一同放入高压锅内,加水炖至极烂;然后炒锅上大火,放植物油烧热,将打匀的鸡蛋炒熟,立即将海带、薏苡仁连汤倒入,加食盐、胡椒粉炖煮片刻,起锅时加味精即成。适量食用。

适应证:降脂利尿,活血化瘀。适用于各型高脂血症,对伴有糖尿病、动脉硬化等患者尤为适宜。

26. 玉米豌豆苗汤

组成:青嫩玉米尖 10 个,豌豆苗 100 克,食盐、香油、鲜汤各适量。

制作与用法:先将青嫩玉米尖剥除外皮,用玉米尖最嫩部分,除去须子,用凉水洗净,切成丁,放入开水锅内,煮 2 分钟后捞出放入盘内,加鲜汤上笼蒸 6 分钟左右,取出待用;再将豌豆苗用开水烫一下;然后在鲜汤内放食盐,盛入碗中,加上蒸好的嫩玉米尖丁及嫩豌豆苗,淋上香油即成。适量食用。

适应证:补中益气,降糖降脂。适用于各型高脂血症。

27. 枸杞子玉米须茶

组成:枸杞子 10 克,玉米须 50 克。

制作与用法:将采收的新鲜玉米须放入水中漂洗干净,晒干或烘干,切碎与洗净的枸杞子一同装入洁净纱布袋,放入茶杯中,用沸水冲泡,加盖闷 15 分钟后即成。代茶频饮,一般可冲 3～5 次。

适应证:滋阴泻热,平肝降压,降糖降脂。

28. 二皮玉米须饮

组成:西瓜皮 100 克,冬瓜皮 100 克,玉米须 50 克,红小豆 30 克。

制作与用法:先将冬瓜皮、西瓜皮用温水洗净,切碎后一同放入碗中;再将玉米须洗净后盛入碗中;然后将红小豆淘洗干净,放入砂锅内,加足量水,大火煮沸后改用小火煮 30 分钟,待红小豆煮烂,加玉米须、冬瓜皮和西瓜皮碎片,继续煮 20 分钟,用洁净纱布过滤,取滤汁放入茶杯中即成。早晚分饮。

适应证:清胃利水,生津降脂。适用于各型高脂血症,对伴有糖尿病患者尤为适宜。

29. 枸杞炒芹菜

组成:枸杞子 30 克,芹菜 200 克,植物油、葱末、食盐、鸡精各适量。

制作与用法:先将枸杞子洗净;再将鲜芹菜洗净后切成段;然后炒锅上火,加植物油,烧至六成热时下葱末煸香,随即加入芹菜段、枸杞子,翻炒片刻,加食盐、鸡精,再炒至熟即成。适量食用。

适应证：滋补肾阴，降脂降压。适用于各型高脂血症，对肝肾阴虚伴高血压、糖尿病患者尤为适宜。

30. 蒜泥海蜇拌萝卜丝

组成：大蒜头2个，白萝卜250克，海蜇30克，食盐、鸡精、葱末、姜末、酱油、香油各适量。

制作与用法：先将紫皮大蒜头掰成瓣，去皮，洗净后切碎，剁成蒜泥；再将海蜇放入温水中浸泡片刻，捞出洗净，切成细丝，加食盐腌渍片刻，待入味后滤去过量的汁水，码入盆中，并将大蒜泥铺放在海蜇丝上，加鸡精、酱油、葱末、姜末、香油，搅拌均匀即成。适量食用，当日吃完。

适应证：清热解毒，生津止渴，补虚降脂。适用于阴虚阳亢型高脂血症伴有糖尿病、肥胖症、高血压等患者。

第七章 糖尿病并发消化系统 疾病的中医食疗

一、糖尿病性腹泻的中医食疗

糖尿病性肠病是由于内脏自主神经系统功能失调所致,是糖尿病晚期的消化系统并发症之一,临床表现为腹泻或便秘,或腹泻与便秘交替出现。

一般认为糖尿病性腹泻是比较少见的,但据统计,其发病率可达16.7%。腹泻多数是间歇性的,少数是连续的,多在白昼发生,只有少数患者在夜间腹泻。糖尿病性腹泻平均发生在发现糖尿病后8年,但有少数患者腹泻可发生在发现糖尿病前2年。

糖尿病腹泻属中医"泄泻",多由脾气虚损所致。

（一）饮食原则

①宜采用少油、少渣、高蛋白、高维生素的半流质或软质食物。少量多餐,每日5～6次。②根据患者腹泻情况,酌情补充热能。③排便次数正常后,短期内不宜采用生拌蔬菜及含粗纤维多的蔬菜。④禁忌酒类、汽水、辛辣、坚果类等。

（二）食疗方

1. 山楂荞麦饼

组成：荞麦面 1 000 克，鲜山楂 500 克，橘皮、青皮、砂仁、枳壳、石榴皮、乌梅各 10 克。

制法与用法：鲜山楂煮熟，去核，捣成泥状，加水 1 000 毫升。将各种药物放入水中煮 30 分钟，滤汁去渣。将荞麦面和药汁和成面团。山楂泥揉入面中，做成小饼，小火烙熟或烤熟。每次 1 个，每日 2 次，当作主食用。

适应证：用于糖尿病性腹泻属肝郁脾虚者，有疏肝健脾、和胃止泻之功效。

2. 高良姜茶

组成：高良姜（锉细）30 克，炒麦芽 15 克。

制法与用法：水煎代茶饮之。

适应证：用于糖尿病性腹泻属脾胃虚寒者，有温中补虚、健脾和胃之功效。

3. 姜连散

组成：生姜 120 克，黄连 30 克，绿茶适量。

制法与用法：生姜榨汁；黄连锉末，文火烘炒并加姜汁拌匀，以干为度。每服 6 克，绿茶泡水送下，每日 3 次。

适应证：用于糖尿病性腹泻属肠胃湿热者，有清热利湿之功效。

4. 补骨脂丸

组成：补骨脂 120 克，肉豆蔻 60 克，大枣 20 枚，生姜 120 克，淡盐水适量。

制法与用法：补骨脂研粉，肉豆蔻生用研粉；将姜、枣同煮,枣烂去姜。以枣肉和入补骨脂、肉豆蔻末,做丸如梧桐子大。每服 50 丸,淡盐水下,每日早、晚服用。

适应证:用于糖尿病性五更腹泻,有健脾温肾、涩肠止泻之功效。

5. 党参黄米茶

组成:党参 25 克,大米(炒焦黄)50 克。

制法与用法:党参、大米加水 4 碗,煎至 2 碗。代茶,1 日饮完,隔日 1 次,当作主食用。

适应证:用于糖尿病性腹泻属脾胃虚弱者,有健脾益胃之功效。

6. 清炖鲫鱼

组成:鲫鱼 1 条,橘皮 10 克,胡椒、吴茱萸各 2 克,生姜、黄酒各 50 克,食盐、葱、味精各适量。

制法与用法:将鲫鱼去鳞及内脏,生姜切片,洗净后留几片放鱼上。其余生姜和橘皮、胡椒、吴茱萸一起包扎在纱布内,并将药包填鱼腹内,加入黄酒、食盐、葱和水 15 毫升,隔水清炖半小时后,取出药包,放入少许味精即成。佐餐食用。

适应证:用于糖尿病性腹泻属脾胃虚寒者,有温中健脾和胃之功效。

7. 鸡蛋饼

组成:鸡蛋 3 枚,生姜 15 克,醋 15 毫升,葱、食盐、食用油各适量。

制法与用法:将鸡蛋打碎,生姜切碎。上料加适量食盐、葱调味搅匀,用油煎炒成饼,熟后加醋烹之。当点心加餐用。

适应证:用于糖尿病性腹泻属脾虚者,有和中止泻之功效。

8. 乌梅饮

组成:乌梅 15~20 克,五味子 10 克,生黄芪 15 克。

制法与用法:水煎,代茶饮之。

适应证:用于糖尿病性腹泻久治不愈属脾虚者,有涩肠止泻、降血糖之功效。

注意:急性泻痢和感冒咳嗽者禁用。

9. 内金橘皮饮

组成:鸡内金 6 个,干橘皮 10 克,砂仁 3 克,神曲 20 克。

制法与用法:水煎,代茶饮之。

适应证:用于糖尿病性泄泻属食积者,有消积和胃之功效。

10. 山楂神曲粥

组成:山楂 30 克,神曲 15 克,粳米 100 克。

制法与用法:将山楂、神曲洗净后捣碎,入砂锅水煎,取汁去渣。将米淘洗干净,入砂锅加清水煮开后,再倒入药汁煮成稀粥即可。供早、晚餐当作主食用。

适应证:用于糖尿病性腹泻属食积者,有消食和胃之功效。

11. 姜茶

组成:生姜、绿茶各 9 克。

制法与用法:将上 2 味以开水冲泡。频饮。

适应证:用于糖尿病性腹泻属寒湿者,有芳香化湿之功效。

12. 补骨脂豆腐蛋

组成:鸡蛋 3 枚,补骨脂 30 克,肉豆蔻 15 克。

制法与用法:先将鸡蛋用清水煮1沸,捞出打破外皮,与补骨脂、肉豆蔻同煮15分钟。趁热将鸡蛋1次吃完。

适应证:用于糖尿病性腹泻属脾肾两虚者,有温肾健脾、涩肠止泻之功效。

13. 肉豆蔻炖猪腰

组成:猪腰(羊腰亦可)1对,补骨脂、肉豆蔻、花椒各10克,食盐少许。

制法与用法:将猪腰子筋膜臊腺去掉,切块,与其余3味加水适量,煎煮半小时,再加食盐少许,煮10分钟即可。吃猪腰不喝汤。

适应证:用于糖尿病性腹泻属脾肾阳虚者,有温肾健脾、涩肠止泻、强腰壮膝之功效。

14. 石榴茶

组成:石榴叶60克,生姜15克,食盐4克。

制法与用法:上3味同炒黑,水煎取汁。代茶饮用,每日1剂。

适应证:用于糖尿病性久泻属脾虚胃弱者,有健脾胃、涩肠止泻之功效。

15. 醋豆腐

组成:醋5~10毫升,豆腐150克,食盐、花生油各适量。

制法与用法:将豆腐切成2~3块,加花生油、食盐少许及醋,煮片刻即可。佐餐食用。

适应证:用于糖尿病性腹泻兼有燥热之证者,有涩肠止泻、清热润燥之功效。

16. 薤白鸡蛋

组成:薤白120克,鸡蛋2枚。

制法与用法:先洗净薤白并切碎,再打碎鸡蛋,2味相和煮做蛋汤。佐餐食用。

适应证:用于糖尿病性腹泻属寒湿中阻、气机不畅者,兼有糖尿病性冠心病者更适宜,有通阳散寒、行气导滞之功效。

17. 荔核粥

组成:干荔核15枚,山药、莲子肉各15克,大米50克。

制法与用法:先煎前3味,去渣取汁,后下米煮做粥。供晚餐当作主食用。

适应证:用于糖尿病性腹泻属脾胃虚弱、肝气不畅者,有补脾止泻、益肾固精、理气止痛之功效。

二、糖尿病性便秘的中医食疗

糖尿病并发神经病变的患者约20%有便秘。便秘一般为间歇性,便秘与腹泻交替。便秘的治疗主要是对症下药,控制糖尿病病情尤为重要。

糖尿病便秘属中医"秘结""便闭""大便不能"范畴,可分热秘、寒秘、气秘、虚秘,多由热燥伤津或阳虚燥结,或气机郁滞,或久病气虚血虚等所致。老年性糖尿病患者的便秘常由肾虚所致。

(一)饮食原则

①对各型糖尿病性便秘均适用的饮食原则为多饮水,每日清晨空腹时饮1杯白开水或淡盐水。适当增加食盐的摄入量,可促进饮水要求,以达软、润粪便的作用。②无力

型糖尿病性便秘则选用富含粗纤维和 B 族维生素的食物，以促进肠蠕动,使粪便易于排出。③适当增加脂肪摄入,有润肠通便的作用。④多吃洋葱、生萝卜、生黄瓜等产气食物,可奏利便之效。⑤忌用浓茶,限制强烈刺激性食品摄入。

(二)食疗方

1. 菠菜拌香油

组成:鲜菠菜 250 克,香油 15 克。

制法与用法:菠菜洗净,在沸水中氽 3 分钟取出,用香油拌食。佐餐食用。

适应证:用于燥热型糖尿病性便秘,有清热润燥、下气通便之功效。

2. 青菜汁

组成:青菜汁半小碗。

制法与用法:将青菜汁煎煮,代茶饮。

适应证:用于各型糖尿病性便秘,有通便之功效。

3. 萝卜朴硝汁

组成:鲜萝卜 250 克,净朴硝 15 克。

制法与用法:将鲜萝卜切片,与朴硝同入锅中,加水 1 500 毫升,煮至萝卜煮烂。取汁 500 毫升,分 3 次温服,1 日服完。

适应证:用于肠胃燥结型糖尿病性便秘,有清热泻下通便之功效。

4. 马蹄汤

组成:鲜空心菜 200 克,马蹄 10 个。

制法与用法:将马蹄去皮后,加空心菜同煮汤,每日分 2

～3次服食。

适应证:用于大肠热结型糖尿病性便秘,有清热润燥通便之功效。

5. 红薯叶

组成:红薯叶 500 克,食用油、食盐各适量。

制法与用法:将红薯叶加油、食盐炒熟,佐餐食用,每日 2 次,连用数日。

适应证:用于糖尿病性便秘,对于糖尿病进食多者尤为适宜。

6. 决明子散

组成:决明子 30 克。

制法与用法:将决明子炒至适度,碾碎,用沸水冲泡 5～10 分钟。代茶饮用,每日 1 剂。

适应证:用于糖尿病性便秘,兼有高血脂者尤为适宜。

7. 葱白阿胶

组成:葱白 2 茎,阿胶 10 克。

制法与用法:水煎葱白,待熟后入阿胶烊化温服。每日 1 次,连服数日。

适应证:用于阴阳两虚型糖尿病性便秘,有通阳滋阴之功效。

8. 火麻仁粥

组成:火麻仁 10 克,粳米 50 克。

制法与用法:先将火麻仁捣烂水研,滤汁,与粳米同煮成粥。供晚餐当作主食用。

适应证:用于津亏型糖尿病性便秘,有滋阴生津、润肠通便之功效。

9. 大头菜子散

组成:大头菜子250克。

制法与用法:上味晒干,研细末。每次15克,开水调服,每日2次。

适应证:用于各型糖尿病性便秘。

10. 猪肉煲大米

组成:发菜3克,蚝豉(即牡蛎肉)、猪瘦肉各60克,大米适量。

制法与用法:将发菜、牡蛎肉洗净;猪瘦肉剁烂制成肉丸。用砂锅加适量的清水煮沸,放进大米、发菜、牡蛎肉,同煲至大米开花为度,再放入肉丸同煮熟。吃肉食粥,供早晚当作主食用。

适应证:用于糖尿病性便秘,伴有高血压者尤为适宜。

11. 人乳粥

组成:健康哺乳期妇女乳汁若干,粳米50克,酥油3片。

制法与用法:先煮粳米粥,临熟去汤下乳汁,再煮片刻,加酥油调匀即可。供晚餐当作主食用。

适应证:用于肠燥津亏型糖尿病性便秘,有润肠通便之功效。

12. 木耳海参炖大肠

组成:木耳、海参各30克,猪大肠50克,食盐、酱油、味精各少许。

制法与用法:将猪大肠翻开洗净,加水同木耳、海参炖熟后,入上述调味品。饮汤及佐餐食用。

适应证:用于肠燥津亏型糖尿病性便秘,有润肠通便之功效。

13. 黄豆皮

组成:黄豆皮120克。

制法与用法:将黄豆碾碎取皮,水煎取汁,代茶频饮。

适应证:用于糖尿病性便秘,尚有增强病人的糖耐量、延缓血糖上升并降低血糖之功效。

14. 四仁茶

组成:杏仁、松子仁、火麻仁、柏子仁各9克。

制法与用法:将上4味共捣烂,放杯内用开水冲泡,加盖片刻即可。代茶频饮。

适应证:用于阴亏燥结型糖尿病性便秘,有滋阴润肠通便之功效。

15. 首乌蛋

组成:鸡蛋2枚,何首乌60克。

制法与用法:将鸡蛋与何首乌加水同煮,蛋熟去壳,再煮片刻。吃蛋喝汤,每日1次。

适应证:用于阴亏燥结型糖尿病性便秘,有滋阴生津、润肠通便之功效。

16. 猪心肺炖参竹

组成:沙参15克,玉竹20克,猪心肺1具,食盐少许,葱25克。

制法与用法:猪心肺洗净,同沙参、玉竹一起放入砂锅内,然后将葱洗净放入,加清水2 000毫升,先用武火煮沸后,改文火炖至心肺熟透即成,食时加食盐少许。佐餐食用,每日2次,2~3日食完。

适应证:用于阴虚津亏型糖尿病性便秘,有滋阴润肠、生津止渴之功效。

三、糖尿病性脂肪肝的中医食疗

糖尿病性肝病系指由糖尿病所致的肝脏组织学及功能的改变,临床表现为糖尿病性脂肪肝及糖尿病性肝硬化。糖尿病性脂肪肝的发病率为 $21\%\sim78\%$,成年期的肥胖型糖尿病患者并发脂肪肝较多。糖尿病性脂肪肝发生的最大原因可能与胰岛素缺乏有关。多数专家认为糖尿病性脂肪肝的病变程度不重,可随糖尿病病情的控制而消退;亦有人认为它可能是导致肝硬化的原因之一。

糖尿病性脂肪肝属中医"痰证""胁痛"等范畴;糖尿病性肝硬化属中医"胁痛""积聚""癥瘕"等范畴。

(一)饮食原则

①应控制热能的摄入,尤其是限制脂肪和糖类的食用。按标准体重计算,每日每千克体重可给脂肪 $0.5\sim0.8$ 克,糖类每日每千克体重可给 $2\sim4$ 克。②宜进高蛋白饮食,每日每千克体重可给 $1.2\sim1.5$ 克,优质蛋白质应占适当比例。③保证新鲜蔬菜的摄入,以满足机体对维生素的需求,但含糖多的蔬菜及水果不可进食过多。④适量饮水,多吃含有甲硫氨基酸丰富的食物,如莜麦面、淡菜、菜花等,以助肝细胞内脂肪病变的改善。⑤忌辛辣和刺激性食物,如酒、胡椒、咖喱等,少用肉汤、鸡汤等含氮浸出物高的食物。

(二)食疗方

1. 砂桂炖猪肚

组成:猪肚(洗净)1 具,砂仁、肉桂各 3 克,生姜 30 克,食盐、味精各适量。

制法与用法:将猪肚切块,与砂仁、肉桂、生姜同入砂锅内,加水适量,炖熟烂后加入食盐、味精适量,稍炖即可。佐餐食用。

适应证:用于脾胃气虚型糖尿病性脂肪肝,有健脾益气、和胃助消化之功效。

2. 豆蔻馒头

组成:白豆蔻细粉 100 克,面粉 1 000 克,酵面 50 克,碱水适量。

制法与用法:将面粉倒入盆中,加入酵面,揉匀成团,适当发酵后,加入适量碱水,撒入白豆蔻粉后开始揉面,以碱液均匀而无酸涩为度,做成每个约 60 克的生坯。将生坯入笼内摆好,水沸时上笼,武火蒸约 15 分钟即成。当主食食用,每次 1 个,每日 2 次。

适应证:用于脾胃不和型糖尿病性脂肪肝,有调脾和胃、燥湿化浊之功效。

3. 蘑菇炒肉

组成:鲜蘑菇 250 克,猪瘦肉 100 克,花生油 25 克,料酒、食盐、葱、姜、胡椒各适量。

制法与用法:鲜蘑菇洗净,肉切成片备用。炒锅置于火上烧热,放入花生油,待热时炒肉片、鲜菇,再加上述调味品翻炒至熟即成。佐餐食用。

适应证:用于气血虚弱型糖尿病性慢性脂肪肝,有补气养血,增加人体抗病能力之功效。

4. 清肝膏

组成:夏枯草 2 000 克,茵陈、蒲公英各 2 500 克,红枣、炒苍术各 500 克,陈皮 250 克。

制法与用法:以清水 10 升将上药共煎,去渣浓缩至 5 升左右,冷却装瓶。每服 20 毫升,每日 3 次。

适应证:用于肝胆湿热型糖尿病性脂肪肝,有清利肝胆湿热、健脾理气之功效。

5. 茵陈干姜饮

组成:茵陈 15 克,大枣 4 枚,干姜 6 克。

制法与用法:上 3 味水煎。吃枣喝汤,每日 2 次。

适应证:用于脾虚湿盛型糖尿病性脂肪肝,久服有效,有健脾燥湿、温中和胃之功效。

6. 茯苓粥

组成:茯苓粉 30 克,粳米 100 克,红枣 20 枚。

制法与用法:先将红枣文火煮烂,连汤放入粳米内煮成粥,加茯苓粉再煮数沸即成。供早、晚餐当作主食用。

适应证:用于脾气虚弱型糖尿病性慢性肝病及脾胃虚弱所致腹泻、烦躁失眠者,有健脾益气、和中安神之功效。

7. 泥鳅粉

组成:活泥鳅 2 000 克。

制法与用法:先把活泥鳅放在清水中养 1 日,使其排净肠内污物,次日再把它放入干燥箱内烘干或焙干研末装瓶。每次 10 克,每日 3 次,温开水送服,15 日为 1 个疗程,最多不超过 4 个疗程。

适应证:用于湿热型糖尿病性脂肪肝,有祛湿解毒、滋阴清热、生津止渴之功效。

8. 芹菜萝卜饮

组成:鲜芹菜 100～150 克,萝卜 100 克,鲜车前草 30 克。

制法与用法:将芹菜、萝卜、车前草洗净捣烂取汁,小火炖沸后温服。每日 1 次,疗程不限。

适应证:用于湿热型糖尿病性脂肪肝,有清热利湿健脾之功效。

9. 骨草炖猪肉

组成:鸡骨草(摘除全部豆荚)30 克,大枣 8 枚,猪瘦肉 50 克,调味品适量。

制法与用法:前 3 味加水煎煮,去药渣,加调味品。饮汤食肉,每日 1 次,连用 15～20 日。

适应证:用于糖尿病性脂肪肝属脾胃虚弱,兼有湿热者。有健脾益气、清热解毒之功效。

10. 泥鳅木耳汤

组成:泥鳅 150 克,黑木耳 25 克,黄花菜 15 克,调味品适量。

制法与用法:将泥鳅洗净,切片,与黄花菜、黑木耳共加水适量煮熟,加入适量调味品。佐餐食用。

适应证:用于糖尿病性脂肪肝属气血虚弱、缠绵难愈者,有补益气血、扶正祛邪之功效。

11. 参杞烧海参

组成:水发海参 300 克,党参、枸杞子各 10 克,玉兰片 50 克,酱油 20 毫升,料酒 15 毫升,味精适量,淀粉 25 克,清汤 75 毫升,植物油 35 毫升,葱适量,椒油少许。

制法与用法:党参切片,按水煮提取法,提取党参浓缩汁 10 毫升;枸杞子洗净,置小碗内,上屉蒸熟;将发好的海参顺直切,大的切 3 块,小的切 2 块;葱切段;玉兰片切薄片,均先用沸水烫一下。炒勺加油,待热时,加葱烹锅,将烫好的海参放入,加入酱油、料酒翻炒;汤沸时,移至小火煨烤,烤至汤汁适宜时,加入党参浓缩汁及玉兰片;用味精调好口味,再加入蒸熟的枸杞子,清汤用淀粉勾芡,加椒油浇上即成。佐餐食用。

适应证:用于糖尿病性慢性肝病脾虚肾弱者,有健脾益气、补肾益精、养血润燥之功效。

四、糖尿病性肝硬化的中医食疗

(一)饮食原则

①宜吃些鱼、瘦肉、豆制品等含优质蛋白质的食物,有利于肝细胞的再生和修复。如病情进入晚期,则应完全限制蛋白质的摄入。②适当补充糖分,以防低血糖反应。但要注意补糖量一次不宜过多。③应多吃豆类、新鲜蔬菜,尤其是富含 B 族维生素和维生素 C 的食物,以不断补充维生素,保护和修复肝细胞。④可吃些较易消化的植物油,但每日摄入量不宜超过 50 克。⑤补充有助于补血和益气的食物,亦可食用含胆碱和蛋氨酸丰富的食物,以缓解病情。⑥食物烹调宜采用煮、蒸、炖、烩、熬等方法,以使食物柔软易消化,忌用油炸、炒、熏等方法。⑦绝对禁酒,不喝一切含有

酒精的饮料,忌用刺激性食物,如各种辛辣之品等。

(二)食疗方

1. 山药桂圆炖甲鱼

组成:山药片 30 克,桂圆肉 20 克,甲鱼 1 只(约重 500 克)。

制法与用法:先将甲鱼宰杀,洗净去肠杂,连甲带肉加适量水,与山药、桂圆肉清炖至烂熟。吃肉喝汤,佐餐食用,每日 1 次,连用 10 次。

适应证:用于气阴两虚型糖尿病性肝硬化,有益气补虚、滋养阴血之功效。

2. 鳖甲煎

组成:鳖甲 15 克,红枣 10 枚,米醋适量。

制法与用法:先将鳖甲以米醋炙 5 分钟,再与红枣水煎取汁。饮汁每日 1 次。

适应证:用于糖尿病性早期肝硬化属瘀血内结、阴虚内热者,有化瘀散结、滋阴清热之功效。

3. 鳖甲散

组成:醋炙鳖甲 300 克,酥龟甲 200 克,砂炒穿山甲 100 克。

制法与用法:3 味共研末,装瓶备用。每次 5 克,饭后米汤送服,每日 2 次,连用 3 日为 1 个疗程。

适应证:用于瘀血内结型糖尿病性肝硬化,有软坚散结、活血祛瘀之功效。

4. 胆豆粉

组成:猪胆 4 个,绿豆、赤小豆各 300 克。

制法与用法:将猪胆汁倒入瓷盆内,加入二豆浸泡3日。加盖上锅隔水蒸3小时,待胆汁欲干时取出烘干,研粉装瓶备用。每次10克,每日2次,温开水冲服,2个月为1个疗程。

适应证:用于湿热型糖尿病性肝硬化,症见五心烦热、鼻衄齿衄、蜘蛛痣者,有清肝热、散恶血、利湿浊之功效。

5. 枸杞麦冬蛋丁

组成:鸡蛋5枚,枸杞子、花生仁、猪瘦肉各30克,麦冬10克,湿淀粉、花生油、食盐、味精各适量。

制法与用法:将花生仁煎脆;枸杞子洗净,入沸水中略氽一下;麦冬洗净,入沸水中煮熟,切成碎末。猪瘦肉切丁;鸡蛋打在碗中,加食盐少许,打匀,把蛋倒进另一碗中(碗壁涂油),隔水蒸熟,冷却后将蛋切成丁状。锅置旺火上,放花生油,将猪肉炒熟,再倒进蛋丁、枸杞子、麦冬碎末,炒匀,放食盐少许,用湿淀粉勾芡,最后放味精适量,将脆花生仁铺在上面即成。佐餐食用。

适应证:用于糖尿病性肝硬化早期,有滋肝益肾之功效。

6. 黑鱼煨黑豆

组成:黑鱼1条(约500克),黑豆500克,甘草20克,黄酒适量。

制法与用法:将黑鱼洗净,切块备用。黑豆入锅中加水煮1小时,倒入黑鱼块、甘草、黄酒,再慢慢煨2小时,至豆酥烂离火,弃甘草渣。佐餐食用,2日食完。

适应证:用于肝肾阴虚、热毒蕴结型糖尿病性肝硬化兼有腹水者,有益肝肾、消肿毒、利湿热之功效。

7. 鲤鱼赤小豆汤

组成:鲤鱼1条,赤小豆120克,陈皮6克。

制法与用法:上3味加水共煲烂。吃肉喝汤,佐餐食用,每3日1次,连用7次。

适应证:用于热毒内蕴型糖尿病性肝硬化伴腹水者,有清热解毒、利水消肿之功效。

8. 地耳草煮鸡蛋

组成:鲜地耳草200克(干品100克),鸡蛋2枚。

制法与用法:上2味共入锅中,加水煮至鸡蛋熟,去壳后再煮片刻,吃蛋饮汤。

适应证:用于热毒内蕴型糖尿病性肝硬化伴腹水者,有清热解毒、利尿消肿之功效。

第八章　糖尿病并发泌尿生殖系统疾病的中医食疗

一、糖尿病性肾病的中医食疗

糖尿病性肾小球硬化症在临床通常被称为糖尿病性肾病,是糖尿病的重要并发症之一。肾脏亦是糖尿病微血管病变最常受累的器官之一。蛋白尿常为糖尿病性肾病的主要标志。

糖尿病性肾病可存在多年而无自觉症状。轻型糖尿病患者,尿蛋白可为阴性或表现为间歇性的微量蛋白尿;随着糖尿病性肾病的发展,可逐渐表现为持续重度蛋白尿,此时肾脏损害已较严重,预后不良。一般来说,肾病越严重,其他并发症的发病率就越高,进行性糖尿病性肾病中100%合并视网膜病变。

中医学认为糖尿病性肾病属于"水肿""虚劳""腰痛""血尿"等范畴,常由脾阳不振、脾肾两虚等所致。

(一)饮食原则

①宜进低盐饮食。蛋白质的摄入应根据病情而定。②保证富含维生素 A、B 族维生素、维生素 C 的食物供给,特别是新鲜蔬菜,应尽量多食,可食些具有降血压、降血脂的食物,如芹菜、荠菜等。③如伴有高血压或高脂蛋白血症时,

应限制膳食中饱和脂肪酸的含量。④如伴有贫血时,可补充富含铁质、维生素 B_{12}、叶酸等的食物,如木耳、大枣等。⑤限制摄食对肾脏细胞有刺激作用的食物,如芥末、辣椒等。

(二)食疗方

1. 白茅玉米茶

组成:白茅根、玉米须各 30 克,茶叶 5 克。

制法与用法:上 3 味用沸水冲泡,每日代茶饮。

适应证:用于气阴两虚型糖尿病性肾病,症见水肿、血压升高者,有补气养阴、利水消肿之功效。

2. 山药莲子粳米粥

组成:生黄芪、山药、莲子肉、枸杞子、茯苓、核桃肉、荷叶各适量,粳米 100 克。

制法与用法:上几味熬粥食用。每日 1 小碗,或隔日 1 小碗,供早、晚餐当作主食用。

适应证:用于脾肾两虚型糖尿病性肾病,症见蛋白尿明显者,有补脾益肾、利水化浊之功效。

3. 蚕豆冬瓜饮

组成:蚕豆壳、红茶叶各 20 克,冬瓜皮 50 克。

制法与用法:上 3 味加水 3 碗煎至 1 碗,去渣饮用。

适应证:用于脾虚湿困型糖尿病性肾病,症见水肿明显者,有健脾利水之功效。

4. 鸡蛋蜈蚣方

组成:蜈蚣 1 条,鸡蛋 1 枚。

制法与用法:蜈蚣去头、足,焙干研末。将鸡蛋开一小孔,加入蜈蚣粉搅匀,湿纸封口,用黄泥包裹,在炭火中煨熟。吃蛋,每日 1 枚。

适应证:用于脾肾两虚型糖尿病性肾病,而以下半身水肿、尿蛋白明显者,有健脾补肾、利水消肿之功效。

5. 黑鱼赤小豆汤

组成:黑鱼约 500 克,赤小豆 100 克。

制法与用法:黑鱼去鳞、腮、肠,洗净,加赤小豆及水适量,文火煮至豆烂。1 日内分 2 次空腹当作主食用。

适应证:用于脾肾两虚型糖尿病性肾病,症见水肿、贫血、纳差者,有健脾补肾、利水消肿之功效。

6. 冬瓜黑鱼汤

组成:冬瓜 500 克,黑鱼 1 条,葱白 2～3 茎。

制法与用法:鱼去鳞、腮、肠,洗净,与冬瓜(不去皮)、葱白炖服。

适应证:用于脾虚湿困型糖尿病性肾病,症见水肿、小便不利者,有健脾祛湿、利尿消肿之功效。

7. 鲫鱼砂仁羹

组成:鲫鱼 1 条,砂仁末 6 克,甘草末 3 克。

制法与用法:鲫鱼去鳞及内脏,洗净,将药末纳入鱼腹中,用线缝好,清蒸至熟烂。每日分 2 次,佐餐食用。

适应证:用于脾虚生湿型糖尿病性肾病,症见恶心欲吐、纳差、乏力、水肿明显者,有健脾利水之功效。

8. 海参粥

组成:海参 15 克,白米 50 克。

制法与用法:海参切成小块,与米同煮成粥。供餐时主食食用。

适应证:用于脾肾两虚型糖尿病性肾病,有健脾益肾之功效。

9. 益脾饼

组成：白术 30 克，干姜 3 克，鸡内金粉 15 克，红枣 250 克，面粉 500 克。

制法与用法：白术、干姜用纱布包扎，与红枣共煮 1 小时，去药包及枣核，继续小火煮，并把枣肉压成枣泥，冷后与鸡内金粉、面粉混匀，加水适量，合成面团，做成薄饼，以小火烙成饼当作主食用。

适应证：用于脾阳不振型糖尿病性肾病，有温中健脾之功效。

10. 附子羊肉汤

组成：炮附子 15～30 克，羊肉 100 克。

制法与用法：将炮附子用开水煮 2～3 小时，再加羊肉炖至烂熟。饮汤食肉。

适应证：用于肾阳虚型糖尿病性肾病，有温肾助阳之功效。

11. 玉米扁豆大枣粥

组成：玉米、大枣各 15 克，白扁豆 25 克。

制法与用法：将上 3 味洗净，按常法煮成粥。每日 1 次，当作早晚主食餐用。

适应证：用于脾肾虚弱型糖尿病性肾病，症见水肿、四肢乏力、贫血明显者，有健脾补肾、益气血之功效。

12. 雄鸭大米粥

组成：雄鸭肉、大米、食盐各适量。

制法与用法：将前 2 味共煮成粥，加食盐调味，供早、晚餐当作主食用。

适应证:用于脾虚型糖尿病性肾病,症见水肿、贫血明显者,有健脾利水、补益气血之功效。

13. 眉豆大米粥

组成:眉豆 50～100 克,大米 50 克,植物油、食盐各适量。

制法与用法:上 2 味加水煮粥,用植物油、食盐调味。供早、晚餐当作主食用。

适应证:用于脾肾两虚型糖尿病性肾病,而以脾虚为主者,有补益脾肾之功效。

14. 猪肾粥

组成:猪肾 2 个(去膜切细),粳米 50 克,葱白、五香粉、生姜、食盐各适量。

制法与用法:猪肾与米同煮成粥,将熟时入葱、姜、食盐及五香粉调味。供早、晚餐主食食用。

适应证:用于肾虚型糖尿病性肾病,症见腰痛明显者,有补肾强腰之功效。

15. 蚕豆煮牛肉

组成:蚕豆 100 克,牛肉 150 克,食盐少许。

制法与用法:将牛肉切片,与蚕豆加水同煮,以食盐少许调味。佐餐食用。

适应证:用于脾虚型糖尿病性肾病,有健脾消肿之功效。

16. 清蒸鲇鱼

组成:鲇鱼 1000 克,酱油、醋、葱、姜末各适量。

制法与用法:先将鲇鱼开膛,保存鱼体上的黏液,切段装盘,加上述调味品,隔水蒸熟,佐餐食用。

适应证:用于气阴两虚型糖尿病性肾病,症见水肿、小便不利者,有补中益阴利水之功效。

17. 黑豆鸡蛋粥

组成:大黑豆 30 克,小米 90 克,鸡蛋 1 枚。

制法与用法:3 味同煮,至蛋熟。早晚当作主食服食,服后以微汗出为妙。

适应证:用于脾肾两亏型糖尿病性肾病,症见水肿、腰痛明显者,有补脾益肾之功效。

18. 田螺厣子鸡蛋方

组成:田螺厣子 10 克,鸡蛋 1 枚。

制法与用法:田螺厣子研细,鸡蛋 1 枚打碎,2 味搅匀,蒸熟。空腹服,早晚各 1 次。

适应证:用于脾肾两虚型糖尿病性肾病,症见全身水肿、小便不利、尿闭腹胀者,有健脾补肾、行气利水之功效。

19. 海马酒

组成:海马 2 只,白酒 500 毫升。

制法与用法:海马浸入白酒内,封固 2 周后即可饮用。每日睡前饮 1 小盅。

适应证:用于肾阳虚衰型糖尿病性肾病,有补肾助阳之功效。

20. 芡实煲老鸭

组成:芡实 100～120 克,老鸭 1 只,调味品少许。

制法与用法:将老鸭去毛和肠脏,洗净。将芡实放入鸭腹中,置砂锅内,加水足量,文火煮 24 小时左右,加少许调味品。佐餐食用。

适应证:用于脾虚型糖尿病性肾病,症见蛋白尿、水肿明显者,有健脾利水之功效。

21. 羊脊骨羹

组成:羊脊骨 1 具,肉苁蓉(洗切、成片)30 克,草果 3 个,荜茇 6 克,面粉、葱、姜、五香粉各适量。

制法与用法:将前 4 味加水熬成汤,去渣。以此汤煮面羹,加入葱、姜、五香粉即可。佐餐食用。

适应证:用于肾元亏虚型糖尿病性肾病,而以腰痛明显者,有补肾强腰之功效。

22. 黄芪鲤鱼汤

组成:鲤鱼 250 克(1 条),黄芪 15～30 克,赤小豆 30 克,砂仁 6～10 克,生姜 10 克,葱白 3 茎,为 1 次量。

制法与用法:鱼去内脏,洗净;3～5 味药合在一起装入纱布缝成的口袋里。将姜、葱、鱼、药入锅,加适量水同煎,不入盐,沸后以文火炖 30～40 分钟之后拣出药袋。吃鱼喝汤,每周 1～3 次,疗程视病情而定。

适应证:用于气阴两虚型糖尿病性肾病,而以气虚为主者,有益气健脾利水之功效。

23. 米醋煮海带

组成:鲜海带 120 克(干品 60 克),米醋适量。

制法与用法:用鲜海带加米醋煮吃。

适应证:用于脾虚型糖尿病性肾病,有健脾利水消肿之功效。

二、糖尿病并发尿路感染的中医食疗

尿路感染是糖尿病重要的并发症之一,在临床上并不少见。由于女性患者尿道较短,且妊娠及遗尿等感染机会比男性多,故女性感染率高,为19％,男性低,为2％。此外,并发神经病变的糖尿病患者,多伴有神经性膀胱,以致尿潴留,加之尿糖较高,有利于细菌生长繁殖,故易发生尿路感染。上尿路感染为肾盂肾炎,下尿路感染为膀胱炎和尿道炎,其中膀胱炎占尿路感染的50％～70％。

糖尿病并发尿路感染与其他感染性疾病一样,应积极控制感染,以免导致不良后果。

中医学认为本病属"淋证"范畴。多因过食肥甘,肝气郁结,脾肾两虚等导致湿热之邪蕴结下焦,使肾与膀胱气化功能失常而致。

(一)饮食原则

①大量饮水有利于冲洗尿路,减少细菌在尿路停留繁殖的机会。②多吃清热利尿解毒的食物,如赤小豆、绿豆、苦瓜、马兰等。③视尿液酸碱性安排饮食,可用米醋,或饮用矿泉水,以调整尿液的酸碱度,从而达到抑制细菌繁殖的目的。④限制各种刺激尿道和肾脏实质细胞的食物。

(二)食疗方

1. 海金沙茶

组成:海金沙60克,茶叶30克,生姜甘草汤适量。

制法与用法:将前2味研为细末,用生姜甘草汤调下。每服10克。

适应证:用于糖尿病并发肾盂肾炎属湿热内盛者,有清利湿热之功效。

2. 赤小豆粳米粥

组成:石韦、金钱草各30～50克,赤小豆30克,粳米

50 克。

制法与用法：先将前 2 味水煎取汁去渣后，入赤小豆、粳米煮粥。空腹当作主食食用，连用 10～15 日。

适应证：用于糖尿病并发肾盂肾炎属湿热者，有清湿热利小便之功效。

3. 盐醋饮

组成：食盐、醋各适量。

制法与用法：食盐、醋各适量混匀。调服，不拘次数。

适应证：用于糖尿病并发肾盂肾炎属下焦湿热者，症见小便急，欲解而不出，或点滴而出者，有清热利湿、通利小便之功效。

4. 通草粥

组成：通草 6 克，生地黄 30 克，小米 50 克。

制法与用法：先煎前 2 味，去渣取液，然后入米煮粥。当作主食食用。

适应证：用于糖尿病并发肾盂肾炎属湿热内盛者，有清热利尿通淋之功效。

5. 滑石粥

组成：滑石 30 克，瞿麦 10 克，粳米 30～60 克。

制法与用法：先将滑石用布包扎，再与瞿麦同入水中煎煮，取汁去渣，加入粳米煮稀粥。当作主食食用。

适应证：用于糖尿病并发肾盂肾炎属湿热者，有清热利尿之功效。

6. 大黄黑槐鸡蛋方

组成：大黄 2 克，黑槐子 2 克，鸡蛋 1 枚，面粉适量。

制法与用法：前 2 味共研细末，将鸡蛋打一个小孔，然后将药末放入鸡蛋中搅匀,面粉糊口蒸熟。每服2枚,然后多饮开水,每日1次,服4日,停2日。

适应证:用于糖尿病并发肾盂肾炎属湿热者,症见尿频、尿道疼痛及尿中带血者,有清热凉血通淋之功效。

7. 车前蕺菜汤

组成:车前草、鲜蕺菜(鱼腥草)各60克,调味品适量。

制法与用法:前2味以水煎汤,加调味品服用。

适应证:用于糖尿病并发肾盂肾炎属湿热内盛者,有清利湿热、通淋解毒之功效。

8. 冬瓜汁

组成:冬瓜瓤1个。

制法与用法:上味用纱布绞汁,每服1杯,每日2次。

适应证:用于糖尿病并发肾盂肾炎属湿热者,症见小便热涩不畅者,有清热利尿之功效。

9. 茅根粳米粥

组成:鲜茅根20克,粳米、山药、赤小豆各50~100克。

制法与用法:鲜茅根加水适量,煎汁去渣,入粳米、山药、赤小豆共煮粥。当作主食食用。

适应证:用于糖尿病并发肾盂肾炎属下焦湿热者,有清热凉血通淋之功效。

10. 鲜猕猴桃

组成:鲜猕猴桃250克。

制法与用法:每日将鲜猕猴桃剥皮生食(宜在饭前1小时食)。

适应证:用于糖尿病并发肾盂肾炎属湿热下注者,有清热和胃、利尿通淋之功效。

11. 蕹菜汤

组成:蕹菜 500 克,蜂蜜适量。

制法与用法:将蕹菜洗净,切碎,浓煎取汁,加蜂蜜适量,温服。

适应证:用于糖尿病并发膀胱炎属下焦湿热者,有利尿通淋之功效。

12. 泥鳅炖豆腐

组成:泥鳅 500 克,豆腐 250 克,食盐少许。

制法与用法:将泥鳅去头及内脏,洗净放锅中,加食盐少许、水适量,清炖至五成熟时,加入豆腐块,再炖至鱼熟即可。吃鱼和豆腐,喝汤,分顿用之,佐餐食用。

适应证:用于糖尿病并发膀胱炎属肾虚者,有补肾通淋之功效。

13. 胡椒鸡蛋方

组成:老人须 1 克,白胡椒 7 粒,鸡蛋 1 枚。

制法与用法:将老人须煅炭研末,白胡椒研末,鸡蛋破壳去黄取蛋清,3 味调匀,用极沸水冲之。顿服,每日 2 次。

适应证:用于糖尿病并发肾盂肾炎属气虚者,症见反复发作,迁延不愈者,有益气通淋之功效。

14. 青菜茶

组成:青菜叶半小碗。

制法与用法:将青菜叶煎煮,代茶饮。

适应证:用于糖尿病并发膀胱炎属湿热者,有清热利尿之功效。

15. 益肾粥

组成:猪肾 1 个,冬葵叶 100 克,粳米 50 克。

制法与用法:将猪肾洗净细切。先煎冬葵叶取汁,后入猪肾及粳米,共煮成粥。当作主食食用。

适应证:用于糖尿病并发肾盂肾炎属脾肾两虚者,有补益脾肾、利尿通淋之功效。

16. 杞子茯苓茶

组成:枸杞子 50 克,茯苓 100 克,红茶适量。

制法与用法:将枸杞子与茯苓共研为粗末,每次取 10 克,加红茶适量,用开水冲泡。代茶饮。

适应证:用于糖尿病并发肾盂肾炎属脾肾两虚者,症见久治不愈,渐成"劳淋"者,有健脾益肾、利尿通淋之功效。

17. 冬葵汤

组成:冬葵叶(又名冬苋菜)200 克。

制法与用法:上味煮汤食之。

适应证:用于糖尿病并发尿道炎属湿热下注者,症见尿急、尿道灼热疼痛,有利尿通淋之功效。

18. 玉米粥

组成:玉米、食盐各适量。

制法与用法:玉米煮粥,每日早餐加少量食盐当作主食用。

适应证:用于糖尿病并发尿道炎属脾虚者,有利尿通淋之功效。

19. 茴香芹菜饺子

组成:茴香、芹菜各 100 克,瘦肉 30 克,面粉 250 克,香油、食盐各适量。

制法与用法:如常法包饺子,供午餐或晚餐当作主食用。

适应证:用于糖尿病并发膀胱炎属肝气郁结者,有理气

227

解郁通淋之功效。

20. 炒绿豆芽方

组成:绿豆芽 250～500 克,菜油、食盐等调味品各适量。

制法与用法:用菜油将豆芽炒熟,拌以食盐等调料品,佐餐食用。

适应证:用于糖尿病并发膀胱炎属湿热下注者,有清热通淋利尿之功效。

21. 葵菜羹

组成:葵菜叶、淀粉、食盐、味精各适量。

制法与用法:将葵菜叶洗净、煮沸,加入淀粉少量制羹,再以食盐、味精调味。空腹食用,每日 2 次。

适应证:用于糖尿病并发膀胱炎属湿热下注者,有清热利尿通淋之功效。

三、糖尿病并发外阴炎的中医食疗

外阴炎是女性糖尿病患者最常见的并发症之一。由于糖尿病患者的血糖长期处于高水平状态,使外阴皮肤常受含糖的尿液刺激,而该处皮肤皱褶又多,故极易发生炎症,特别是女性肥胖型糖尿病和女性老年性糖尿病患者,更易并发此病。但多数女性糖尿病患者不重视外阴炎的存在,有些女性患者则因外阴瘙痒症状而求治于妇产科医生,经进一步检查血糖而被诊断为糖尿病。

中医学认为外阴炎属"阴痒""阴浊""带下"范畴,多由肝经湿热、肝肾阴虚、湿毒下注所致。

(一)饮食原则

①可吃些清热化湿之品,如荠菜、丝瓜、苋菜等。②饮食以清淡为宜,忌油腻、酒类、辛辣刺激性食物,以免伤脾助湿,于病不利。③忌食有发性的食物如带鱼、虾等,以防生痰化热,诱发本病。

(二)食疗方

1. 马兰根红枣茶

组成:马兰根 20 克,红枣 10 克。

制法与用法:将马兰根洗净,切碎,与红枣(剪碎)加水适量,煎汤。代茶,每日 1 剂。

适应证:用于糖尿病并发外阴炎属湿热下注者,有清热利湿、止痒之功效。

2. 白果马齿苋鸡蛋方

组成:鲜马齿苋 60 克,白果仁 7 枚,鸡蛋 3 枚。

制法与用法:将鸡蛋打碎,取其蛋清。将马齿苋、白果仁 2 味合捣如泥,入蛋清调匀,以极沸水冲之。每日空腹服 1 剂,连服 4～5 日。

适应证:用于糖尿病并发外阴炎属肝经湿热者,有清热利湿止痒之功效。

3. 猪肝肾子粥

组成:猪肝 100 克,猪肾 1 个,大米 50 克,调味品适量。

制法与用法:猪肝切片,猪肾对半切开,除去内部筋膜,洗去异味,切花成块,盛汤碗内调味。大米淘净,加水煮粥,等粥煮好后,反复将部分粥水舀入碗内,待肝、肾烫至八成熟后,加调味品,倒入粥内一沸即成,供早晚当作主食用。

适应证:用于糖尿病并发外阴炎属肝肾两虚者,有滋肝益肾止痒之功效。

4. 鸡冠花煲蚌肉

组成:蚌肉 200 克,鸡冠花 30 克,调味品适量。

制法与用法:将鸡冠花加水煎至 1 碗半,去渣,加入鲜蚌肉煮沸至熟,再加调味品。饮汤食蚌肉,每日 1 次,连用 3～5 日。

适应证:用于糖尿病并发外阴炎属湿热下注者,有清热解毒、利湿止带止痒之功效。

5. 土茯苓马蹄炖猪骨

组成:土茯苓片(鲜者更佳)、猪骨各 500 克,马蹄(荸荠)200 克,调味品适量。

制法与用法:将土茯苓片与猪骨同煎,取汁留骨,然后加入马蹄(去皮),用文火慢炖半小时,加调味品。分次食用。

适应证:用于糖尿病并发外阴炎属湿热下注者,有清热利湿解毒之功效。

6. 车前子煲猪膀胱

组成:车前子 20 克(或鲜车前草 50 克),猪膀胱 1 具,调味品适量。

制法与用法:将车前子用纱布包好,放入洗净的猪膀胱内,用线扎口,置砂锅中,加水适量,煎 1 小时,去药包,加调味品。饮汤食肉,每日 1 次,连用 3 日。

适应证:用于糖尿病并发外阴炎属湿热下注者,有清利湿热止痒之功效。

7. 鸡冠花薏苡仁粥

组成:鸡冠花 20 克,薏苡仁 20 克,粳米 50～100 克,调味品适量。

制法与用法:鸡冠花(去子)洗净,与薏苡仁及粳米同置砂锅中煲粥,至粥熟烂时,下调味品即成。供餐时当作主食食用。

适应证:用于糖尿病并发外阴炎属湿热下注者,有清热利湿止痒之功效。

8. 花椒糯米方

组成:花椒、糯米各等份,醋适量。

制法与用法:将前2味研末,以醋糊丸如梧桐子大,日服30～40丸,醋汤送下,当作主食用。

适应证:用于糖尿病并发外阴炎属下焦湿热者,有清热利湿止痒之功效。

9. 蚕豆花薏苡仁汤

组成:鲜蚕豆花、薏苡仁各30克。

制法与用法:上2味放瓦锅内加水适量煎服。每日1次,当作主食用,连服5～7日。

适应证:用于糖尿病并发外阴炎属肝经湿热者,有清利肝胆湿热之功效。

10. 乌骨鸡莲肉粥

组成:雄乌骨鸡1只,莲肉、白果、粳米各15克,胡椒30克。

制法与用法:将乌骨鸡收拾干净,再将余4味放入鸡腹内,共置砂锅内,加水适量,煮烂熟。当作主食用,每剂分2次服完,隔日1次,服3～5次。

适应证:用于糖尿病并发外阴炎属湿热下注而以湿邪偏重者,有利于湿止痒之功效。

11. 莲子糯米粥

组成：莲子 20 克,地骨皮 10 克,糯米,50～100 克。

制法与用法：上 3 味加水适量,供早晚餐当作主食食之。

适应证：用于糖尿病并发外阴炎属湿热下注者,有健脾利湿、清热止痒之功效。

12. 墨鱼炖猪肉

组成：鲜墨鱼 2 条,猪瘦肉 250 克,食盐适量。

制法与用法：将墨鱼洗净,同猪瘦肉一起炖熟,食盐调味。每日服用 1 次,5 日为 1 个疗程。

适应证：用于糖尿病并发外阴炎属肝经湿热者,有清肝利湿止痒之功效。

13. 鲫鱼猪蹄汤

组成：新鲜鲫鱼 1 条(约 100 克),猪蹄 1 只,调味品适量。

制法与用法：将鲫鱼收拾干净,同猪蹄一起放入锅中同煮汤,烂熟后,加调味品即可。食肉饮汤,每日 1 次。

适应证：用于糖尿病并发外阴炎属湿热下注者,有清热利湿止痒之功效。

14. 枸杞子猪肝汤

组成：枸杞子 20 克,猪肝 125 克,调味品适量。

制法与用法：猪肝洗净,切片,调味。枸杞子洗净,加水适量煮汤,待熟透,将沸汤反复舀入盛猪肝之碗内,烫至猪肝八成熟后,加调味品,倒入锅内一沸即成。空腹食或佐餐。

适应证：用于糖尿病并发外阴炎属肝肾阴虚者,症见外阴瘙痒、干涩疼痛难忍,有滋肝益肾止痒之功效。

15. 萸肉山药肾子汤

组成：生地黄 15 克,山茱萸 10 克,猪肾 1 个,调味品适量。

制法与用法:将猪肾对半切开,除去内部筋膜,洗去异味,切花成块,盛汤碗内调味。将生地黄、山茱萸、山药加适量水,放入砂锅内煮至药味渗出后,反复将沸汤舀入盛猪肾之汤碗内,待猪肾烫至八成熟后,加调味品,倒入锅内一沸即可。空腹食或佐餐。

适应证:用于糖尿病并发外阴炎属肝肾两虚者,症见阴部干涩、痒甚者,有养肝益肾止痒之功效。

四、糖尿病并发前列腺炎的中医食疗

前列腺炎是男性糖尿病患者常见而容易被忽视的一种并发病。糖尿病易引起前列腺的感染,而感染又可加重糖尿病病情,二者相互影响,互为因果,从而导致恶性循环。

临床上将本病分为急性和慢性前列腺炎 2 种。其主要表现为少腹、会阴、睾丸及腰骶部疼痛,并伴有尿频、尿痛或尿道有灼热感,尿道中常有白色分泌物溢出。

本病属中医学"精浊""劳淋"等范畴,多由肾虚、膀胱气化不利、湿热下注所致。

(一)饮食原则

①平时应多饮水,可促进排尿,有助于冲洗尿道,排除前列腺分泌液,减少尿道刺激症状。②多吃营养丰富的食物,禁止饮酒及避免辛辣、温性、热性和油腻食物。

(二)食疗方

1. 荸荠藕茅根饮

组成:荸荠、生藕、鲜茅根各等量。

制法与用法:上3味先以水洗净,再加水同煮,去渣取汁,代茶饮。

适应证:用于糖尿病并发前列腺炎属湿热下注者,有清热利湿之功效。

2. 鲤鱼汤

组成:鲤鱼1条(250~500克),胡椒、小茴香、葱、姜各适量。

制法与用法:将鱼去鳞及内脏,洗净,放适量水煮汤,熟后加入上述调味品,佐餐食用。

适应证:用于糖尿病并发急性前列腺炎属湿热下注者,有清热解毒、利尿渗湿之功效。

3. 猪脬苡粥

组成:猪脬(膀胱)2具,薏苡仁100克,葱、姜、食用油各适量。

制法与用法:将猪脬温水漂洗干净,切成条状。锅中加油微炒,放入薏苡仁及葱、姜适量,加水文火炖煮成粥。每日分1~2次食完,空腹当作主食用,15日为1个疗程。

适应证:用于糖尿病并发急性前列腺炎属湿热下注者,有清热利水渗湿之功效。

4. 鲜藕柏叶汁

组成:鲜藕250克,侧柏叶60克。

制法与用法:将上2味洗净捣汁,用凉开水冲服。

适应证:用于糖尿病并发急性前列腺炎属血热者,有清热凉血之功效。

5. 赤小豆鱼粥

组成:赤小豆 50 克,鲤鱼(或鲫鱼)1 条。

制法与用法:先煮鱼取汁。另水煮赤小豆做成粥,临熟时加入鱼汁调匀即可。供早晚主食食之。

适应证:用于糖尿病并发急性前列腺炎属湿热下注者,有清热利湿之功效。

6. 丝瓜粥

组成:鲜嫩丝瓜 1 条,白米 50 克。

制法与用法:白米淘净,加水煮粥,半熟时将洗净的鲜丝瓜段加入,粥熟后去丝瓜。供早餐或晚餐主食食用。

适应证:用于糖尿病并发急性前列腺炎属湿热下注者,有清热凉血之功效。

7. 黑豆杜仲白茅根

组成:黑豆、新鲜白茅根各 50 克,杜仲 15 克。

制法与用法:上 3 味水煎服,每日 1 剂,分 2 次饮完。

适应证:用于糖尿病并发慢性前列腺炎属肾阴虚者,有补肾滋阴、强筋壮骨之功效。

8. 绿豆大肠汤

组成:绿豆 60 克,猪大肠 120 克。

制法与用法:先将猪大肠去油洗净,与绿豆共煮熟即可。食肉饮汤,佐餐食用。

适应证:用于糖尿病并发急性前列腺炎属湿热下注者,有清热凉血、利湿泻浊之功效。

9. 薏苡仁粥

组成:薏苡仁、白米按 3∶1 的比例。

制法与用法:先将薏苡仁煮烂后,入米煮粥,供晚餐当作主食用。

适应证:用于糖尿病并发急性前列腺炎属湿热下注者,已出现血精者尤为适宜,有清热利湿、凉血止血之功效。

10. 大黄鸡蛋

组成:大黄粉9克,熟鸡蛋黄4枚,黄酒适量。

制法与用法:先将鸡蛋黄用铁勺在急火上煎出油,连渣一起倒入大黄粉里拌匀,分成两份。每晚睡前服1份,黄酒为引。

适应证:用于糖尿病并发急性前列腺炎属下焦湿热者,有凉血解毒、泻热利尿之功效。

11. 白兰花猪肉汤

组成:鲜白兰花30克,猪瘦肉50克。

制法与用法:上2味加清水适量煲汤,佐餐食用。

适应证:用于糖尿病并发急性前列腺炎。

12. 葵菜羹

组成:葵菜叶适量,淀粉、食盐、味精各适量。

制法与用法:将葵菜叶洗净,煮沸加入淀粉少量做成羹,再以食盐、味精调味即成。供早餐食用。

适应证:用于糖尿病并发慢性前列腺炎。

13. 猪肾煮黑豆

组成:猪肾1对,黑豆500克。

制法与用法:将猪肾去臊、洗净,和黑豆加水同煮,水不可放得过多,煮到黑豆熟而不烂为度。将黑豆取出晒干后用武火微炒。食猪肾嚼食黑豆,每日30克,15日为1个疗程。

适应证:用于糖尿病并发慢性前列腺炎属肾虚不固者,有健肾壮腰、涩精止遗之功效。

14. 生地黄粥

组成:生地黄汁 150 毫升,陈仓米适量。

制法与用法:取生地黄汁加入陈仓米粥中,搅拌均匀即可。供晚餐当作主食用。

适应证:用于糖尿病并发慢性前列腺炎属阴虚火旺者,有滋阴降火之功效。

15. 山药粥

组成:山药、白米各 50 克,羊肉 100 克。

制法与用法:羊肉熟后捣泥,山药研泥,肉汤内下米,共煮成粥即可。供早、晚餐当作主食用。

适应证:用于糖尿病并发慢性前列腺炎属气血两虚者,有益气补血之功效。

16. 桃仁墨鱼

组成:墨鱼(乌贼鱼)1 条,桃仁 6 克。

制法与用法:先将墨鱼去骨皮洗净,与桃仁同煮,鱼熟后去汤,食鱼肉。

适应证:用于糖尿病并发慢性前列腺炎属血瘀者,有活血化瘀、理气止痛之功效。

17. 杜仲腰花

组成:羊腰子(或猪腰子)1 对,杜仲 15 克,食盐、葱各适量。

制法与用法:先将羊腰子切开,去皮膜,与杜仲同炖,入葱、食盐调味,炖熟即可。取腰花供佐餐用。

适应证:用于糖尿病并发慢性前列腺炎属肾气亏虚者,

有补肾壮腰之功效。

五、糖尿病性阳痿的中医食疗

糖尿病患者常伴有神经系统病变,可累及神经系统的任何部位,其中自主神经病变是常见的并发症之一。当男性糖尿病患者的自主神经病变累及泌尿生殖系统时,则可并发阳痿。据统计,40%～60%的男性糖尿病患者均有不同程度的阳痿。

糖尿病患者的阳痿大约有80%是器质性的,其发生率要比非糖尿病患者高2～5倍。糖尿病性阳痿虽然不会致命,但能影响正常的性生活和生育,影响夫妻间的感情,因此,应及时治疗,切不可讳疾忌医。

中医学文献中也有将阳痿称为阴痿者,认为多由肾气虚弱,劳伤心脾,惊恐伤肾,抑郁伤肝,湿热下注,阻碍气血不能流注于阴部筋脉所致。阳痿有虚实之分,不可一概而论,应辨证用膳,知常达变。

(一)饮食原则

①不可大量食用温燥助阳之品,以防耗气伤津,加重糖尿病。②辨证用膳,如患者属于肾阳虚,宜选用温肾助阳之品(如羊肉、虾等),忌阴寒之物;肾阴虚者宜食滋阴清热除烦之品(如白菜、绿豆等),忌食燥热之物;中气不足者可食补气之品(如山药、大枣等)。③忌食破气消积的药膳(如萝卜、青陈皮、莱菔子等)。

（二）食疗方

1. 冬虫夏草鸭

组成：雄鸭 1 只，冬虫夏草 10 克，食盐、姜、葱各少许。

制法与用法：雄鸭去毛及内脏，洗净放砂锅中，加冬虫夏草、上述调味品及水适量，用文火煨熟烂即可。佐餐食用。

适应证：用于糖尿病性阳痿属肾阳虚寒、命门火衰者，有温肾壮阳之功效。

2. 鸡肝兔丝丸

组成：雄鸡肝 3 具，菟丝子 300 克。

制法与用法：鸡肝煮熟捣泥，菟丝子研末，合而为丸如小豆大。每服 50 丸，每日 2 次。

适应证：用于糖尿病性阳痿属肾阳虚寒者，有温阳益肾之功效。

3. 虾仁韭菜

组成：虾仁 30 克，韭菜 150 克，鸡蛋 1 枚，淀粉、菜油、食盐、酱油各适量。

制法与用法：将虾仁洗净发胀；韭菜切约 3 厘米的长段。鸡蛋、淀粉调成蛋糊，拌入虾仁，用菜油将蛋糊虾仁及韭菜炒熟后，放食盐、酱油食用。

适应证：用于糖尿病性阳痿属肾阳虚寒、命门火衰者，有温肾助阳、补益气血之功效。

4. 杜仲煨公鸡

组成：未成熟的黑公鸡 1 只，杜仲 30 克，调味品适量。

制法与用法：将鸡去毛及内脏，洗净，与杜仲一起放砂锅中，用文火煨至肉熟，加调味品即可。吃肉饮汤，每周 1

只,2～3 日食完,连用 4 周。

适应证:用于糖尿病性阳痿属肾阳虚寒者,有温肾助阳、补益精力、强壮腰膝之功效。

5. 泥鳅汤

组成:泥鳅 200 克,虾 50 克,调味品适量。

制法与用法:将泥鳅放清水中,滴几滴植物油,每日换清水。泥鳅吃油及清水而排出其肠内粪物后,把泥鳅和虾共煮汤,加调味品即可。每日 2 次,佐餐食用,分 2～3 日食完。

适应证:用于糖尿病性阳痿属肾虚者,有温补肾阳之功效。

6. 韭菜子粥

组成:韭菜子 30 克,粳米 75 克。

制法与用法:先将韭菜子洗净,晒干,微炒一下,研成粉。把粳米淘净加水煮至半熟,入韭菜子粉,搅匀,煮熟即可。供早、晚餐当作主食用。

适应证:用于肾阳虚寒型糖尿病性阳痿,有补肾壮阳之功效。

7. 海狗散

组成:海狗鞭、睾丸、脐数具。

制法与用法:上 3 味干燥后研成粉末。每次 3～10 克,每日服 3 次。

适应证:用于糖尿病性阳痿属肾阳虚寒者,有温肾助阳之功效。

8. 紫河车散

组成:紫河车 2 具,参三七 25 克,红参 45 克,鹿茸 30

克,黄酒适量。

制法与用法:前4味焙干,共研细末。每服10克,每日2次,用适量黄酒送服(注意黄酒不可多进,以免影响血糖)。

适应证:用于糖尿病性阳痿属肾阳虚寒、气血不足者,有温肾助阳、补气益血、强壮腰膝之功效。

9. 虾米煨羊肉

组成:白羊肉100克,虾米25克,姜5片,调味品适量。

制法与用法:把白羊肉洗净,去脂膜,切成块,与虾米一起入锅,加水煮至肉熟,放姜及调味品即可。分3次食完,每周制作1次,连服4周。

适应证:用于糖尿病性阳痿属肾阳虚寒者,有温肾壮阳之功效。

10. 枸杞炖牛鞭

组成:枸杞子20~40克,牛鞭(公牛生殖器)1具,生姜6克。

制法与用法:上3味同放蒸锅中隔水炖烂熟即可。食肉喝汤,每2~3日1次,10日为1个疗程。

适应证:用于糖尿病性阳痿属肾阳虚寒者,有温肾助阳、滋补肝肾之功效。

11. 阳起石牛肾粥

组成:牛肾1个,阳起石30克,粳米50克,食用油、食盐、葱各适量。

制法与用法:牛肾洗净,切成小块。阳起石用3层纱布包好,加适量水煮1小时,取澄清煎液,然后加入牛肾及粳米煮粥,待粥熟加食用油、食盐、葱调味即可。供晚餐当作主食用。

适应证:用于肾虚型糖尿病性阳痿,有温肾益精之功效。

12. 川断杜仲煲猪尾

组成:川续断、杜仲各 15 克,猪尾 1～2 具,姜、料酒、酱油、食盐各适量。

制法与用法:前 2 味用布包,与洗净去毛的猪尾加水、姜、料酒、酱油,武火煮沸,改文火煮至猪尾烂,加食盐少许即可。食猪尾饮汤,1 次用完,每周 1 次,连用 1 个月。

适应证:用于肾虚型糖尿病性阳痿,有补肾兴阳之功效。

13. 核桃仁炒韭菜

组成:核桃仁 30 克,韭菜 150 克,香油、食盐各适量。

制法与用法:核桃仁先用香油炸成黄色,再加入洗净切段的韭菜,加食盐,炒熟起锅。每日 1 次,佐餐食用。

适应证:用于肾虚型糖尿病性阳痿,对合并便秘者尤为适宜,有补肾助阳之功效。

14. 鸡肝鱼胆丸

组成:雄鸡肝 4 只,鲤鱼胆 4 只,菟丝子粉 25 克,麻雀蛋 1 枚。

制法与用法:鸡肝、鲤鱼胆风干,100 日后研细,加菟丝子粉及麻雀蛋(去黄留白),拌匀,制成黄豆大药丸,烘干或晒干。每日 3 次,每次 1 粒,温开水送服。

适应证:用于肾阳虚型糖尿病性阳痿,有补肾助阳之功效。

15. 冬虫夏草炖胎盘

组成:冬虫夏草 15 克,鲜紫河车(胎盘)1 具。

制法与用法:将上 2 味加水置瓦盅中,隔水炖熟。吃胎盘喝汤,每周 1 次,一般 1~2 次可见效。

适应证:用于糖尿病性阳痿属气血不足、精液亏损者,有补气益血之功效。

16. 核桃炖蚕蛹

组成:核桃肉 100~150 克,蚕蛹 50 克。

制法与用法:将蚕蛹略炒,然后加核桃肉,隔水炖熟即成。隔日 1 次,常食用。

适应证:用于糖尿病性阳痿属脾气不足、肾气亏损者,有补脾益肾之功效。

17. 高粱粥

组成:高粱米 100 克,桑螵蛸 20 克。

制法与用法:先煎桑螵蛸,去渣,取汁 500 毫升,加米煮烂。供餐时当作主食用。

适应证:用于脾肾亏虚型糖尿病性阳痿兼有早泄、滑精等症,有补肾固精,健脾止泻之功效。

18. 菟丝枸杞蛋

组成:菟丝子、枸杞子各 15 克,雀蛋 10 枚。

制法与用法:先将雀蛋煮熟,剥皮。加水煮 2 味中药约半小时,下雀蛋再煮 15 分钟即成。可饮汤吃蛋,每日 1 次,连吃数次。

适应证:用于肾阳虚寒型糖尿病性阳痿。

19. 狗鞭散

组成:狗鞭 5 具。

制法与用法:将狗鞭用瓦焙干,研为细末。每次 3 克,以黄酒送下,每日 2 次。

适应证:用于肾虚型糖尿病性阳痿,有温阳补肾之功效。

20. 麻雀药粥

组成：麻雀 5 只，菟丝子 30 克，覆盆子 10 克，枸杞子 20 克，粳米 75 克，食盐少许，葱白 2 茎，生姜 3 片，米酒适量。

制法与用法：麻雀去毛、肠杂，洗净，用米酒略炒。菟丝子、覆盆子、枸杞子共煎取药汁，与麻雀、粳米加水适量煮粥，粥将熟时，加入食盐、葱、姜，再煮成稀粥即成。供早、晚餐当作主食用。

适应证：用于命门衰微型糖尿病性阳痿，并发早泄、滑精者更佳，有补肾壮阳、固精止遗之功效。

六、糖尿病并发性冷淡的中医食疗

糖尿病并发性冷淡（性欲减退或丧失）多见于女性糖尿病患者。这类患者中 38% 可出现月经紊乱、心情苦恼、压抑、自卑等。患者常常无性欲，甚至厌恶和拒绝房事，即使有性欲，也不能或很少达到性高潮。

中医学认为本病多责之于肾、肝、脾、胃，多由消渴日久，消灼肾精，耗气伤阴，下元虚冷，寒气凝结所致。

（一）饮食原则

①辨证用膳，适当食用壮肾之品。②忌食燥热、阴寒食物。③可常吃动物的睾丸（但一次不可大量食用）。

（二）食疗方

1. 牛鞭汤

组成：牛鞭 1 具，枸杞子 30 克。

制法与用法:牛鞭洗净,与枸杞子加水炖熟,食鞭饮汤,常食见效。

适应证:用于肾阳虚损型糖尿病并发性冷淡,有益肾壮阳之功效。

2. 狗肉煮黑豆

组成:狗肉 100 克,黑豆 50 克,食盐、姜、五香粉各适量。

制法与用法:前 2 味同煮,熟后调以食盐、姜、五香粉适量,佐餐食用。

适应证:用于肾阳虚损型糖尿病并发性冷淡,有温肾助阳之功效。

3. 羊肉麻雀蛋汤

组成:羊肉 100 克,麻雀蛋 2 枚,食盐等调味品适量。

制法与用法:羊肉洗净,切块,煮熟后放入麻雀蛋,再煮 5 分钟后加食盐等调味品即。吃肉、蛋饮汤,佐餐食用。

适应证:用于肾阳虚损型糖尿病并发性冷淡,有益肾壮阳之功效。

4. 米酒公鸡

组成:公鸡 1 只,糯米酒 100 克,食用油、食盐各适量。

制法与用法:将公鸡去毛、内脏,洗净,剁块,加油及少量食盐炒熟,盛大碗内加米酒,隔水蒸烂即可。佐餐食用,分 3 日食完。

适应证:用于肾虚精亏型糖尿病并发性冷淡,有补肾益精之功效。

5. 韭菜炒虾肉

组成:鲜虾肉 500 克(干虾肉 250 克),韭菜 150 克,食盐等调味品适量。

制法与用法:用水泡软干虾肉。锅中加油热后,将虾肉与切好的韭菜同炒,加食盐等调味品即可。佐餐食用。

适应证:用于肾阳不足型糖尿病并发性冷淡,有益肾兴阳之功效。

6. 虾炖豆腐

组成:虾15克,豆腐200克,葱、姜、食盐各适量。

制法与用法:虾洗净,豆腐切成小块,加葱、姜、食盐共炖熟,随意食用。

适应证:用于肾阳不足型糖尿病并发性冷淡,有温肾助阳、增强性欲之功效。

7. 炒鸡肠

组成:鸡肠5付,葱、姜、黄酒、味精、食盐、醋各适量。

制法与用法:鸡肠切成小块,用醋或食盐炒,下锅小火炖熟,加入上述其他调味品即可食用。每日1次,连用10日为1个疗程。

适应证:用于肾气不固型糖尿病并发性冷淡,有益肾固精之功效。

8. 枸杞鸽肉汤

组成:枸杞子30克,鸽子1只。

制法与用法:将鸽子去毛及内脏,与枸杞子同置盅内加水适量,隔水炖熟即可。吃肉喝汤,2日1次,连用7次。

适应证:用于肝肾阴虚型糖尿病并发性冷淡,有滋补肝肾之功效。

9. 猪肉鹿茸羹

组成:猪瘦肉30克,鹿茸0.15克,鹌鹑蛋5枚,淀粉、调味品各适量。

制法与用法:鹿茸加开水适量,隔水炖至溶化;猪瘦肉剁成肉末。待鹿茸汤煮沸后加猪肉末,煮熟后,将鹌鹑蛋去壳调匀加入其中,再用淀粉勾芡成羹,调味佐餐食用。

适应证:用于肾阳不足、精血亏虚型糖尿病并发性冷淡,有温肾壮阳、益精补血之功效。

10. 羊鞭汤

组成:羊鞭2具,葱、姜、料酒各适量。

制法与用法:将羊鞭去内膜洗净,加上述调味品和适量水煨汤。吃鞭饮汤,每5日1次。

适应证:用于肾阳不足型糖尿病并发性冷淡,有益肾振阳之功效。

11. 鳖甲龟甲炖雄鸽

组成:炙鳖甲、龟甲各18克,怀牛膝12克,柏子仁15克,白雄鸽1只,红枣20克。

制法与用法:前2味先煎,再放怀牛膝、柏子仁,共煎汁,弃药渣。取白雄鸽,去毛和内脏,洗净,加红枣及药汁共炖熟即可。食肉饮汤,佐餐食用。

适应证:用于肝肾精亏型糖尿病并发性冷淡,有滋补肝肾,兼以养心安神之功效。

12. 二仙烧羊肉

组成:仙茅、淫羊藿各15克,生姜10克,羊肉100克,食盐、味精各适量。

制法与用法:前3味装纱布袋中,扎口。将羊肉切片,与药袋共煮至羊肉熟烂,去药袋,加食盐、味精调味即可。食肉饮汤,佐餐食用。

适应证:用于肾阳不足型糖尿病并发性冷淡,有温肾助阳之功效。

13. 肉苁蓉粥

组成：肉苁蓉 15 克，精羊肉、粳米各 100 克，鹿角胶 10 克，葱白 7 茎。

制法与用法：将羊肉洗净，切碎，与苁蓉、葱白同煮，去渣后入粳米煮成粥，入鹿角胶烊化即可。供早、晚餐当作主食用。

适应证：用于肾气不固型糖尿病并发性冷淡，有温肾助阳、增强性欲之功效。

14. 狗肾散

组成：狗鞭与睾丸各 5 具。

制法与用法：将狗鞭与睾丸焙干研末。每次服 2 克，淡盐汤送服，每日 1～2 次。

适应证：用于肾阴亏虚型糖尿病并发性冷淡，有温肾助阳之功效。

15. 羊脊骨羹

组成：羊脊骨 1 具，肉苁蓉 30 克，草果 3 个，荜茇 6 克，面粉、葱、姜各适量。

制法与用法：将羊脊骨捶碎，与诸药同煮成汁，滤去渣，入葱、姜，做面羹，供餐时食用。

适应证：用于肾阳不足型糖尿病并发性冷淡，有温肾助阳之功效。

16. 羊肾肉苁蓉羹

组成：羊肾 1 对，肉苁蓉 30 克，粳米 50 克，调味品适量。

制法与用法：将羊肾对剖，去臊腺、脂膜。肉苁蓉酒浸切细，与羊肾同煮粥，入调味品即可。供午餐食用，每周

1次。

适应证:用于肾阳不足型糖尿病并发性冷淡,有温肾助阳之功效。

17. 苁蓉虾球

组成:虾仁100克,肉苁蓉10克,鸡蛋2枚,面粉100克,植物油500克,发酵粉、姜汁、葱花、黄酒、食盐、味精各适量。

制法与用法:肉苁蓉以少许水煮20分钟,去渣取汁;鸡蛋磕入碗中搅匀,与药汁、面粉、姜汁、葱花、食盐、发酵粉搅成蛋糊;虾仁加黄酒、食盐、味精略渍,拌入蛋糊中。锅置火上,加植物油,烧至四成热时,用小汤匙舀起虾仁糊下锅内,炸至金黄色,起锅佐餐食用。

适应证:用于肾阳不足型糖尿病并发性冷淡,有益肾助阳之功效。

第九章 糖尿病并发五官疾病的中医食疗

一、糖尿病并发咽炎的中医食疗

咽炎是糖尿病最常见的并发症之一。在糖尿病控制不理想时,咽炎可反复发作,从而引起血糖升高,使病情不易控制,甚至导致酮症酸中毒,严重者可危及生命。

中医学认为咽炎属于"喉痹"范围,因咽部异物感明显,故又称"梅核气"。本病多由风热、风毒、虚火、阴虚熏蒸咽喉所致。

(一)饮食原则

①宜进清热解毒、滋阴润肺的食物,如苦瓜、橄榄等。②进易于消化又富于营养的流质或半流质饮食。③多饮水,务使二便通畅,保津驱病。④忌食辛辣肥腻之品,忌烟酒。⑤豆类中以多食绿豆、赤小豆、黑豆为佳,因能清热解毒利湿。

(二)食疗方

1. 苏叶茶

组成:茶叶3克,紫苏叶、食盐各6克。

制法与用法:先炒茶叶至焦,再将食盐炒呈红色,同紫苏叶入砂锅加水共煎汤服,每日服 2 次。

适应证:用于糖尿病并发咽炎属风热者,症见咽痒、声嘶者,有疏风清热利咽之功效。

2. 橄榄酸梅汤

组成:鲜橄榄(连核)60 克,酸梅 10 克,白砂糖少许。

制法与用法:将上 2 味捣烂,加清水 300 毫升煎至 100 毫升,去渣加白砂糖少许,调味饮用,每次 20 毫升,每日服 5 次。

适应证:用于糖尿病并发咽炎属风热者,症见咽部灼热、红肿疼痛者,有清热生津止渴之功效。

3. 蝉蜕绿茶饮

组成:蝉蜕 5 克,绿茶 10 克。

制法与用法:将上 2 味放入茶壶内,用沸水冲泡,随饮随泡。

适应证:用于糖尿病并发咽炎属风热者,症见咽痒声嘶者,有清热利咽之功效。

4. 雪梨豆根汤

组成:雪梨 1 个,山豆根粉 1 克,白砂糖少许。

制法与用法:先将雪梨洗净,去皮,切成片状,置于盅内,加清水 100 毫升煎至 50 毫升时,放入白砂糖少许调味,然后在雪梨中调入山豆根粉,每日服 3 次。

适应证:用于糖尿病并发咽炎属风热者,有清热解毒、生津润燥之功效。

5. 丝瓜茶

组成:丝瓜 200 克,茶叶 5 克,食盐适量。

制法与用法:将茶叶用沸水冲泡,取汁。把丝瓜洗净,切片,加食盐煮熟,倒入茶汁,拌匀服食。

适应证:用于糖尿病并发咽炎属风热者,症见咽干不适、咽痛灼热者,有清热生津利咽之功效。

6. 白萝卜生姜茶

组成:白萝卜 100 克,生姜 50 克。

制法与用法:将上 2 味分别洗净,切碎,以洁净纱布绞汁,两液混匀即成。饮用,不计用量。

适应证:用于糖尿病并发咽炎属风热者,而以咽痛、咽部梗塞明显者,有清热生津、行气利咽之功效。

7. 梨汁饮

组成:梨 3 个。

制法与用法:将鲜梨捣汁饮之。

适应证:用于糖尿病并发咽炎属热毒者,症见声嘶、咽痛、吞食难下者,有清热解毒、开音利咽之功效。

8. 乌梅饮

组成:乌梅 5 枚。

制法与用法:将上药水煎,代茶饮。

适应证:用于糖尿病并发咽炎属虚火者,症见咽喉干燥、红肿疼痛者,有滋阴利咽清热之功效。

9. 丝瓜饮

组成:丝瓜水 50 毫升。

制法与用法:选用霜降后粗大丝瓜藤,距近根部 1 尺处剪断,将藤两端插入净瓶中,使之自然滴水,将该水加开水冲饮。

适应证:用于糖尿病并发咽炎属虚火者,有滋阴清热降火之功效。

10. 橄榄芦根饮

组成:咸橄榄 4 枚,干芦根 30 克(鲜品 90 克)。

制法与用法:将芦根切碎,橄榄去核,加清水 2 碗半,煮至 1 碗,去渣,代茶饮,每日 1 剂。

适应证:用于糖尿病并发咽炎属阴虚者,有滋阴利咽之功效。

11. 橄榄乌梅竹叶茶

组成:咸橄榄 5 枚,乌梅 2 枚,竹叶、绿茶各 5 克。

制法与用法:上 4 味用水共煮汤。饮汤,每次 1 杯,每日 2 次。

适应证:用于糖尿病并发咽炎属阴虚者,症见咽干痛、音哑不适者,有滋阴生津利咽之功效。

12. 青果萝卜饮

组成:鲜青果 30 克,鲜萝卜 60 克。

制法与用法:上 2 味水煎取汁,频饮。

适应证:用于糖尿病并发咽炎属阴虚者,症见咽干、咽喉肿痛者,有滋阴利咽生津之功效。

13. 蜂蜜鸡蛋方

组成:生蜂蜜 20 克,鸡蛋 1 枚,香油数滴。

制法与用法:将鸡蛋打入碗中,搅匀,取极沸之水冲熟,调入蜂蜜和香油即可。每日 2 次,早、晚空腹服或当茶饮用。

适应证:用于糖尿病并发咽炎属阴虚者,有滋阴生津、利咽之功效。

14. 咸橄榄麦冬饮

组成:咸橄榄 4 枚,麦冬 30 克,芦根 20 克(鲜品 60～120 克)。

制法与用法:将以上各味加清水 2 碗半,煎至 1 碗,去渣即可。每日 2 次,分别饮用。

适应证:用于糖尿病并发咽炎属阴虚者,有清热生津、解毒利咽之功效。

15. 木鳖子鸡蛋汤

组成:木鳖子 1 克,鸡蛋 1 枚。

制法与用法:把木鳖子焙干研末,与鸡蛋相和,蒸熟顿服,每日早晚各 1 次。

适应证:用于糖尿病并发咽炎属风热者,有解毒利咽、滋阴润燥之功效。

16. 滇橄榄方

组成:滇橄榄 10～30 枚。

制法与用法:将上品水煎频饮。

适应证:用于糖尿病并发咽炎属虚火者,症见咽部充血明显、咽干不适疼痛者,有滋阴降火、生津利咽之功效。

17. 木蝴蝶茶

组成:木蝴蝶、麦冬各 10 克,蜂蜜 20 克,薄荷 3 克,玄参 9 克。

制法与用法:将木蝴蝶、麦冬、薄荷、玄参加水适量文火煮 15 分钟,去渣取汁,兑入蜂蜜,继续加热至沸,稍温顿服。

适应证:用于糖尿病并发咽炎属阴虚者,有清热利咽、养阴生津之功效。

18. 橄榄明矾方

组成:橄榄 12 枚,明矾 15 克。

制法与用法:将橄榄洗净,用小刀在其上割数条纵纹,明矾研末,揉入割纹内;将橄榄含口中,咀嚼食果肉,并随之咽下唾液,每日5~6个。

适应证:用于糖尿病并发咽炎属虚火者,症见咽喉肿痛、吞咽不适者,有滋阴降火利咽之功效。

19. 罗汉果柿霜方

组成:罗汉果9克,柿霜3克。

制法与用法:将上2味用开水泡服,每日1次,连服数日。

适应证:用于糖尿病并发咽炎属阴虚者,有滋阴清热、利咽生津之功效。

20. 荸荠饮

组成:鲜荸荠适量。

制法与用法:鲜荸荠洗净,去皮,切碎,绞取汁液,不定量冷饮(也可酌加冰糖少量)。

适应证:用于糖尿病并发咽炎属阴虚者,有滋阴清热生津之功效。

21. 石斛炖雪梨

组成:石斛、生地黄各10克,雪梨1个。

制法与用法:将上3味加清水半碗,放炖盅内隔水炖1小时即可。每日2次,食雪梨饮汤。

适应证:用于糖尿病并发咽炎属虚火者,有养阴清热生津之功效。

22. 薄荷煲猪肺

组成:薄荷、牛蒡子各10克,猪肺200克,食盐少许。

制法与用法:将猪肺切成块状,用手挤洗去除泡沫,加清水适量煲汤,将起锅时,把薄荷、牛蒡子下入锅中煮3~5分钟,用食盐少许调味即可。饮汤食猪肺,每日分4~5次食用。

适应证:用于糖尿病并发咽炎属风热者,有疏风清热、解毒利咽之功效。

二、糖尿病并发扁桃体炎的中医食疗

糖尿病患者并发扁桃体炎,尤其发生化脓性扁桃体感染后,糖尿病症状就会明显加重,病情不易控制,易导致酮症发生,从而促使病情迅速恶化。如不采取有效治疗措施,患者很可能死于酮症酸中毒及败血症。

糖尿病并发扁桃体炎的发病率以春秋两季较高,尤在季节更替、气温变化时更易发生。

本病属于中医学"乳蛾""喉蛾风""烂乳蛾"等范畴,多由风热外侵、肺胃热盛而致。

(一)饮食原则

①饮食宜清淡,进易消化而又富于营养的流质或半流质饮食。②用淡盐水漱口,然后饮用之。③忌用辛辣等刺激性食物。

(二)食疗方

1. 公英橄榄萝卜粥

组成:萝卜 100 克,蒲公英 15 克,橄榄、粳米各 50 克。

制法与用法:萝卜、橄榄、蒲公英共捣碎,装入小布袋,加水适量,水煎 20 分钟后,弃去药包,再加入淘净的大米,加温水适量,共煮成粥,供早餐当作主食用。

适应证:用于糖尿病并发扁桃体炎属风热者,有清热宣肺、解毒利咽之功效。

2. 竹叶粥

组成:鲜竹叶 200 克,生石膏、粳米各 100 克。

制法与用法:鲜竹叶洗净,加水 500 毫升,与生石膏共煎后去渣,加粳米同煮成粥,供晚餐当作主食用。

适应证:用于糖尿病并发扁桃体炎属热毒炽盛者,有清热解毒、生津止渴之功效。

3. 生芦根粥

组成:鲜芦根 100～150 克,竹茹 20 克,粳米 60 克,生姜 2 片。

制法与用法:先将芦根、竹茹同煎,去渣取汁,入粳米煮粥,粥将熟时加入生姜,稍煮即可。供早餐当作主食用。

适应证:用于糖尿病并发扁桃体炎属风热上壅者,有疏风清热、解毒利咽之功效。

4. 薄荷煲猪肺

组成:薄荷、牛蒡子各 10 克,猪肺 200 克,食盐少许。

制法与用法:将猪肺切成块状,用手挤洗去除泡沫,加清水适量煲汤,将起锅时,把薄荷、牛蒡子下入锅中煮 3～5 分钟,用食盐少许调味即可。饮汤食猪肺,每日 3 次。

适应证:用于糖尿病并发扁桃体炎属风热上壅者,有疏风清热、宣肺利咽之功效。

5. 山茶饮

组成:黄芩叶、金银花、茶叶各 3 克。

制法与用法:上 3 味用沸水泡 20 分钟,代茶饮用。

适应证:用于糖尿病并发扁桃体炎属风热者,有清热宣肺、解毒利咽之功效。

6. 豆腐双花汤

组成：金银花、野菊花各 30 克，鲜豆腐 100 克，食盐少许。

制法与用法：豆腐加清水适量煲汤，再置入金银花、野菊花同煲 10 分钟，用食盐少许调味，饮汤吃豆腐。

适应证：用于糖尿病并发扁桃体炎属热毒炽盛者，有清热解毒、消肿散结之功效。

7. 桑菊薄竹饮

组成：桑叶、菊花各 5 克，苦竹叶、白茅根各 30 克，薄荷 3 克。

制法与用法：上 5 味洗净，放入茶壶内，用沸水冲泡温浸 10 分钟，代茶频服。

适应证：用于糖尿病并发扁桃体炎属风热壅肺者，有清热宣肺、解毒利咽之功效。

8. 胖大海茶

组成：胖大海 3 枚。

制法与用法：开水冲泡，代茶频服。

适应证：用于糖尿病并发扁桃体炎，有清热解毒、利咽润喉之功效。

9. 竹沥粥

组成：鲜竹 65 厘米，粳米 100 克。

制法与用法：将鲜竹劈开，两端去节，以火烤中间，流出汁液，即竹沥。用粳米加竹沥，煮稀粥，供早、晚餐当作主食用。

适应证：用于糖尿病并发扁桃体炎属风热犯肺者，兼有急、慢性支气管炎者尤佳,有清热宣肺、利咽止咳之功效。

10. 荆芥桔梗粥

组成:荆芥 9 克,桔梗 12 克,甘草 6 克,粳米 60 克。

制法与用法:前 3 味布包水煎去渣,加粳米煮粥,供早餐当作主食用。

适应证:用于糖尿病并发扁桃体炎属风热者,有清热宣肺、利咽止咳之功效。

11. 萝卜青果饮

组成:白萝卜 250 克,青果 5 枚。

制法与用法:将萝卜洗净,切片,青果打碎,加水 1 碗煮熟服,每日 1 剂,连服 5 剂。

适应证:用于糖尿病并发扁桃体炎属风热者,对炎症反复不消兼消化不良者尤佳,有清热解毒之功效。

三、糖尿病并发口腔疾病的中医食疗

糖尿病与口腔病关系极为密切。在糖尿病控制不满意时,易引起口腔病,尤以牙周病、口腔溃疡、龋齿较为多见。从某种角度来说,口腔症状对于发现糖尿病,比口外症状更为可靠,它常常是糖尿病的先驱症状。

作者体会到,口腔的各种感染都会使糖尿病患者的病情恶化,而糖尿病的恶化又可以加重口腔感染,甚则发生糖尿病酮症酸中毒,严重时还可以导致糖尿病昏迷,两者相互影响,互为因果,所以应及早治疗糖尿病患者的口腔病。

中医学认为牙周病属于"牙痛""牙宣""齿动摇""齿豁"等病证;口腔溃疡属于"口疮""口破""口疡"等病证;龋病属

于"蛀牙""虫牙""虫齿""牙"等范畴。本病多由阳明风火、大肠湿热、气血亏虚、肾虚等所致。

(一)饮食原则

①有龋齿时,食用糖类食物后应及时漱口,以缩短食物在口腔内的停留时间。多食用纤维性食物,可增强牙齿的自洁作用。②口腔溃疡期间,多饮开水;以进软食、半流质食为宜;多食清淡新鲜蔬菜,少食肥甘厚味和刺激性强的食物。③牙周病发病时,少食生硬、粗糙食物;忌食过酸、过甜、过寒、过热之品,以防加重牙齿疼痛症状。④口腔病禁食生冷、煎炸、辛辣之品;应戒烟忌酒。⑤常用淡盐水漱口。

(二)食疗方

1. 骨碎补粳米粥

组成:骨碎补 20 克,粳米 50 克。

制法与用法:骨碎补水煎沸 15 分钟,去渣留汁,加米煮粥,供餐时当作主食用。

适应证:用于糖尿病并发牙周病属脾肾两虚者,有益肾健脾、固齿之功效。

2. 补骨脂大枣粥

组成:补骨脂 20 克,大枣 6 枚,粳米 100 克。

制法与用法:补骨脂水煎沸 15 分钟,去渣取汁,加米、枣煮粥,早、晚当作主食用。

适应证:用于糖尿病并发牙周病属脾肾两虚者,有健脾益肾固齿之功效。

3. 丝瓜汤

组成:丝瓜 1 条(稍老者为佳),菜油、食盐、味精各适量。

制法与用法:丝瓜切成小块,加菜油、食盐、味精做汤,吃丝瓜饮汤。

适应证:用于糖尿病并发牙周病属肺胃燥热者,有清热泻火之功效。

4. 红茶饮

组成:红茶50克。

制法与用法:红茶水煎后用茶液漱口,然后饮服,每日数次,不可中断,直至痊愈。此方为1次量,再漱饮需用鲜茶,不宜再煎。

适应证:用于糖尿病并发牙周病属胃火热盛者,有清胃泻火止痛之功效。

5. 黄瓜豆腐汤

组成:黄瓜250克,豆腐500克。

制法与用法:上2味煮汤,佐餐食用。

适应证:用于糖尿病并发牙周病属肺胃热盛者,有清肺胃、止痛固齿之功效。

6. 西瓜汁

组成:西瓜1个。

制法与用法:西瓜去子,榨取汁液(以近西瓜皮部的为宜),频频服用。

适应证:用于糖尿病并发口腔溃疡属心火亢盛者,有清心泻火利尿之功效。

7. 川椒拌面

组成:川椒5克,挂面500克,植物油、酱油各适量。

制法与用法:将川椒用温火煸干,研成细末。将油烧热,加入川椒末和酱油,拌入煮熟之挂面中,供午或晚餐食用。

适应证:用于糖尿病并发口腔溃疡属脾胃虚弱者,有温补脾胃之功效。

8. 甘草粥

组成:炙甘草 10 克,糯米 50 克。

制法与用法:将炙甘草水煎沸 10 分钟,取汁加糯米煮粥,供早、晚餐当作主食用。

适应证:用于糖尿病并发口腔溃疡经久不愈属脾胃虚弱者,有健脾和中之功效。

9. 花椒粳米粥

组成:花椒 5 克,粳米 50 克。

制法与用法:花椒水煎,留汁加入粳米煮粥,空腹趁热当作主食服用。

适应证:用于糖尿病并发龋齿属脾虚寒凝血瘀者,有健脾温经、散寒止痛之功效。

10. 蒲公英粥

组成:蒲公英 30 克(或鲜品 60 克),粳米 100 克,调味品适量。

制法与用法:蒲公英水煎,取汁加粳米煮粥,放入调味品,供早、晚餐当作主食用。

适应证:用于糖尿病并发龋齿属肺胃热盛者,有清热泻火解毒之功效。

四、糖尿病并发眼病的中医食疗

糖尿病对眼睛的损害,最常见的为白内障,占糖尿病视物模糊患者的 50% 左右。此外,还可引起玻璃体积血、青光眼、屈光改变及眼肌神经损害。尤其糖尿病性视网膜病变,是严重的并发症之一,晚期常可致盲。据统计,糖尿病患者失明率高于非糖尿病患者 10～25 倍,而糖尿病性视网膜病变占糖尿病全眼并发症致盲率的 80%。据调查,4 年以下糖尿病并发视网膜病变率为 4%,10 年以下为 62.5%。可见糖尿病性视网膜病变常常发生在糖尿病病情长期控制不佳的病例中,而且是造成糖尿病患者失明的主要原因。

由于糖尿病患者的血糖长期处于高水平状态,易使眼晶状体蛋白质发生糖基化而形成白内障,所以糖尿病患者白内障比非糖尿病者发病要早,成熟亦较快。

糖尿病性青光眼发病率也比较高,比同龄非糖尿病患者高 3 倍,已引起人们的关注。

糖尿病性视神经萎缩亦是糖尿病引起失明的原因之一。

综上所述,可见糖尿病和眼的关系十分密切,其发病情况取决于患者病程长短,病情控制好坏。所以,糖尿病患者在出现轻微视物模糊、视力下降的初期阶段,决不能掉以轻心,应积极控制糖尿病,定期检查眼底,以利于早期预防、早期发现、早期治疗眼病,同时要注意饮食的调整。

中医学认为糖尿病并发眼病属于"视瞻昏渺""云雾遮睛""暴盲""圆翳内障""风变内障"等范畴,常由肝肾阴虚、瘀血内阻所致。

(一)饮食原则

①根据主症不同,辨证施食。②多食富含维生素 C 的新鲜蔬菜及动物肝脏。③糖尿病并发青光眼的患者,1 次的

饮水量要适当限制,可少量多次饮用。④忌饮浓茶和咖啡,忌辛辣肥腻之品。

(二)食疗方

1. 玄参炖猪肝

组成:玄参15克,猪肝500克,菜油、葱、姜、酱油、料酒、白糖、水淀粉各适量。

制法与用法:将猪肝洗净,与玄参同放铝锅内,加水适量,煮1个小时,捞出猪肝,切成小片备用。菜油入锅内,放入葱、姜、稍炒一下,再放入猪肝片,加酱油、白糖、料酒少许,入原汤适量收汁,勾入水淀粉使汤汁透明,佐餐食用。

适应证:用于糖尿病并发眼病属肝肾阴亏者,有滋阴养肝明目之功效。

2. 牛奶冲鸡蛋

组成:牛奶1杯,鸡蛋1枚。

制法与用法:将鸡蛋打散后,冲入牛奶,煮沸后服食(或加适量蜂蜜),每日1次,连服数日。

适应证:用于糖尿病并发白内障属阴血不足者,有滋补明目之功效。

3. 枸杞酒

组成:枸杞子120克,白酒1000毫升。

制法与用法:将枸杞子洗净,晾干,放入白酒中密封浸泡7日以上便可饮用。

适应证:用于糖尿病并发眼病属肝阴不足者,有滋阴明目之功效。

4. 鳖鱼滋肾汤

组成:鳖鱼1只(300克以上),枸杞子30克,熟地黄

15克。

制法与用法:将鳖鱼放沸水锅中烫死,剁去头爪,揭去鳖甲,掏去内脏,洗净,切成小方块,放入锅内,再放入洗净的枸杞子、熟地黄,加水适量,武火煮开,改用文火炖熬至鳖鱼熟透即成。可佐餐食用,亦可单用。

适应证:用于糖尿病并发眼病属肝肾阴虚、精血不足者,有滋补肝肾明目之功效。

5. 菊花山楂茶

组成:菊花3克,山楂15克,决明子(捣碎)10克。

制法与用法:将上3味放入热水瓶内,用沸水冲泡后,盖严瓶盖,浸泡30分钟即可。每日1剂,代茶饮。

适应证:用于糖尿病并发视网膜病变属肝肾阴虚者,有滋养肝肾之功效。

6. 羊肝粥

组成:羊肝60克,大米100克,生葱3茎。

制法与用法:先将羊肝去膜,去臊腺,切片。锅内入生葱,炒片刻,加水煮沸后,加入大米,煮至大米开花,再放入羊肝,煮熟为度。供早、晚餐当作主食用。

适应证:用于糖尿病并发眼病属肝血不足者,有养肝明目之功效。

7. 枸杞白菊茶

组成:枸杞子、白菊花各10克,优质绿茶3克。

制法与用法:上3味用沸水泡闷10分钟,即可饮用,每日1剂,不拘时频频饮之。

适应证:用于糖尿病并发视网膜病变属阴虚阳亢者,有滋阴平肝明目之功效。

8. 养肝明目汤

组成:猪肝 100 克(羊肝、鸡肝亦可),枸杞子 30 克,女贞子、车前子、蒺藜子、菟丝子各 12 克,白菊花 10 克,食盐少许。

制法与用法:将以上各味(除猪肝及食盐外)分别进行清洗、干燥,研为粗末,混合均匀,装入瓶中备用。每次用 15 克药末,取猪肝洗净,切为薄片,二者煮汤服或蒸服均可,服时加食盐少许调味。佐餐食用或单用均可。

适应证:用于糖尿病并发视网膜病变属肝肾不足者,有滋阴明目之功效。

9. 枸杞决明酒

组成:枸杞根白皮、石决明各 75 克,白酒 1 500 毫升。

制法与用法:将石决明捣碎,枸杞根白皮细切,装入纱布袋里,与白酒同置容器中,密封浸泡 7 日即可饮服,每日 1 次,少量饮用。

适应证:用于糖尿病并发视网膜病变属阴虚内热者,症见两目昏花、五心烦热甚者,有养阴清热之功效。

10. 鸡蛋枸杞汤

组成:鸡蛋 2 枚,枸杞子 30 克。

制法与用法:将上 2 味加适量的清水共煎煮,蛋熟去壳再煮。喝汤食蛋,连用 3～5 日。

适应证:用于阴血不足型糖尿病眼病,症见视力明显减退者,有滋阴养肝明目之功效。

11. 枸杞肉丝

组成:枸杞子、青笋、猪油各 100 克,猪瘦肉 500 克,白糖、酱油、食盐、味精、香油、料酒各适量。

制法与用法:将猪瘦肉洗净,切成长丝,青笋切成细丝,枸杞子洗净待用。炒锅加猪油烧热,再将肉丝、笋丝同时下锅,烹入料酒,加入白糖、酱油、食盐、味精搅匀,投入枸杞子,翻炒几下,淋入香油,炒熟即成。佐餐食用。

适应证:用于糖尿病并发视神经萎缩属肝肾精血亏损者,症见视物模糊者,有滋补肝肾之功效。

12. 羊肝枸杞粥

组成:羊肝 50 克,杭菊、麦冬、熟地黄各 15 克,夜明砂 12 克,枸杞子 75 克。

制法与用法:先将后 5 味水煎取汁,用汁煮羊肝至熟即成。可早晚当作主食用。

适应证:用于糖尿病并发视神经萎缩属肝肾阴虚者,症见视物昏花、模糊不清、视力下降者,有滋补肝肾明目之功效。

13. 菟丝子煎蛋

组成:菟丝子 10 克,鸡蛋 1 枚。

制法与用法:菟丝子研粉,调鸡蛋煎食。

适应证:用于糖尿病并发视网膜病变属肝血不足者,有滋养肝血明目之功效。

14. 猪肝葱白鸡蛋汤

组成:猪肝 200 克,鸡蛋 2 枚,葱白 5 茎(约 10 厘米长),调味品适量。

制法与用法:猪肝加水煮汤,然后打入鸡蛋,加入葱白,再煮片刻,加调味品适量服食。

适应证:用于糖尿病并发视网膜病变属精血亏虚者,有养血明目之功效。

15. 榛仁枸杞汤

组成:榛子仁、枸杞子各50克。

制法与用法:上2味水煎,每日服1剂。

适应证:用于糖尿病并发眼病属阴虚阳亢者,症见头晕目眩、视力减退者,有滋阴潜阳之功效。

16. 兔肝粥

组成:兔肝30克,粳米50克,调味品适量。

制法与用法:将兔肝洗净,切成小块,用急火快炒,加入调味品起锅。粳米熬粥,粥成后,将兔肝放入和匀服食,每日1次,当作主食用,连食1周。

适应证:用于糖尿病并发视神经萎缩属肝血不足者,症见视物模糊、视力下降者,有养胃和中、补肝明目之功效。

17. 苦瓜午餐肉

组成:苦瓜250克,午餐肉250克。

制法与用法:将苦瓜断头,掏去瓜瓢,装入午餐肉,充填紧实,上笼蒸熟,佐餐食用。

适应证:用于糖尿病并发视网膜病变属肝经热盛者,有清热养肝明目之功效。

18. 苜蓿豆腐汤

组成:鲜嫩苜蓿100克,豆腐150克,调味品适量。

制法与用法:苜蓿洗净,切成5厘米长的段,豆腐切成小块,加调味品,共同炖熟,佐餐食用。

适应证:用于脾胃虚弱挟有湿热的糖尿病性视网膜病变,有益气健脾、清利湿热之功效。

19. 仙芹兔丁

组成:仙人掌50克,芹菜150克,兔肉500克,醋等调味品适量。

制法与用法:仙人掌去刺,选新嫩芹菜洗净,一同放入沸水中焯一二沸,捞出仙人掌切丝,芹菜切成小段。将熟兔肉切成丁,与上二味混合加醋等调味品,拌匀,佐餐食用。

适应证:用于糖尿病并发视网膜病变属肝火偏盛者,症见视物模糊、眼底出血、淤积难消者,有清肝泻火、滋阴凉血、散瘀明目之功效。

20. 白术酒

组成:白术 15 克,白酒 60 毫升。

制法与用法:白术用酒浸泡后,加水 150 毫升,文火煎熬,取汁 50 毫升饮用。

适应证:用于糖尿病并发青光眼属脾胃湿热者,有和中利湿之功效。

21. 羊肾羹

组成:羊肾 1 个,菟丝子 30 克,调味品适量。

制法与用法:羊肾剖开去内部筋膜,切成连刀腰花;菟丝子煎汤取汁,两煎合并约 100 毫升。将羊肾爆炒,放入调味品,再将菟丝子汁加入做羹,佐餐食用。

适应证:用于糖尿病并发白内障属肝肾亏虚者,有补肝养肾之功效。

22. 麻雀粳米粥

组成:麻雀 5 只,粳米 50 克,菟丝子 30 克,覆盆子、枸杞子各 20 克,食盐少许,葱白 2 茎,生姜 3 片。

制法与用法:先把菟丝子、覆盆子、枸杞子一同放入砂锅内煎 2 次,去药渣取汁。再将麻雀去毛及肠杂,洗净用酒炒,然后与粳米、药汁加水适量一并煮粥,将熟时,加入食盐、葱白、生姜,煮成稀粥,供早、晚餐当作主食用。

适应证:用于糖尿病并发白内障属肝肾阴阳两虚者,症见视物模糊、腰膝酸软者,有益肝明目、补肾强腰之功效。

23. 淫羊藿母鸡汤

组成:淫羊藿(仙灵脾)60克,淡豆豉30克,母鸡1只,调味品适量。

制法与用法:将淫羊藿捣杵为末,放入纱布袋内,与鸡肉同置于砂锅中炖至八成熟,加入豆豉及调味品,再炖至烂熟,去淫羊藿,分5日食用。

适应证:用于糖尿病并发白内障属肝肾不足者,有补养肝肾、益精填髓之功效。

24. 参芪母鸡汤

组成:生晒参20克(或党参30克),黄芪60克,母鸡1只,调味品适量。

制法与用法:将生晒参、黄芪装入纱布袋内,放入鸡腹中,置于砂锅内炖至熟烂,弃药袋,每日酌量佐餐缓缓食用。

适应证:用于糖尿病并发白内障属脾胃虚弱者,症见气虚倦怠、视物昏花者,有益气健脾明目之功效。

第十章　糖尿病并发其他
疾病的中医食疗

一、糖尿病并发皮肤瘙痒症的中医食疗

糖尿病并发皮肤损害，最常见的是皮肤瘙痒症。它可以出现在糖尿病症状发生之前，也可出现在糖尿病症状发生之后。泛发性皮肤瘙痒症多见于老年性糖尿病患者；外阴瘙痒症多见于女性糖尿病患者。当外阴、肛门发生皮肤瘙痒时，应考虑到患糖尿病的可能。

在糖尿病得到控制时皮肤瘙痒症容易痊愈，但对症止痒、合理饮食调养等辅助治疗，仍为不能忽视的措施。

糖尿病并发皮肤瘙痒症中医称之为"痒风""风瘙痒"。本病多由糖尿病日久，血分有热，气血虚弱，肌肤失养，或血虚生风，不得外泄所致。

(一)饮食原则

①提倡清淡饮食，宜多吃新鲜蔬菜及高纤维食物，通过增加排便次数，改善肠道功能而消除便秘，瘙痒亦随之而除。②忌食辣椒、大蒜、芥末、胡椒等刺激性食品，腌制品、巧克力食品也应少食，忌酒。

（二）食疗方

1. 柽柳汤

组成：柽柳 50 克，香菜 10 克。

制法与用法：水煎柽柳，将成时加入香菜，一二沸即可。取汁，每日 2 次温服。

适应证：用于糖尿病并发皮肤瘙痒症属血虚风寒外束者，有疏风散寒、养血止痒之功效。

2. 绿豆大肠菜

组成：猪大肠 50 克，绿豆 30 克，苦菜干（即败酱草干）20克，食盐适量。

制法与用法：将干净绿豆先煮 20 分钟，然后装入洗净的猪大肠内，两端用线扎牢，同苦菜干一起煮熟，食盐调味，佐餐食用，隔 1~2 日服 1 剂。

适应证：用于糖尿病并发皮肤瘙痒症属血虚燥热者，有养血润燥、祛风止痒之功效。

3. 泥鳅汤

组成：泥鳅 30 克，红枣 15 克，食盐少许。

制法与用法：把泥鳅洗净，与红枣煎汤，加食盐调味服食。每日 1 剂，加餐用，连用 10~15 剂。

适应证：用于糖尿病并发皮肤瘙痒症属血虚生风者，有养血祛风之功效。

4. 团鱼煲黑豆

组成：团鱼 1 只，黑豆 30 克。

制法与用法：将团鱼去肠杂，洗净，与黑豆一起煲烂。每日 1 剂，饮汤并吃团鱼、黑豆。

适应证:用于糖尿病并发皮肤瘙痒症属风盛血燥者,有祛风养血润燥之功效。

5. 萝卜缨薏苡仁粥

组成:萝卜缨、马齿苋、薏苡仁各 30 克。

制法与用法:将萝卜缨、马齿苋、薏苡仁洗净,加适量水,煮粥,每日当作主食用 1 次,1 个月为 1 个疗程。

适应证:用于糖尿病并发皮肤瘙痒症属风热血燥者,有清热祛风、凉血润燥之功效。

6. 海带煮排骨

组成:海带 50 克,猪排骨 200 克,食盐适量。

制法与用法:将海带洗净,猪排骨切块,一并加适量水煮烂熟,食盐调味,分 2 次,1 日食完,隔日 1 剂。

适应证:用于糖尿病并发皮肤瘙痒症属肾虚者,有益肾润燥止痒之功效。

7. 生地猪肉汤

组成:生地黄 30 克,猪瘦肉 100 克,调味品适量。

制法与用法:生地黄洗净,瘦肉洗净,切片,共煲汤,调味吃肉喝汤。

适应证:用于糖尿病并发皮肤瘙痒症属阴虚燥热者,有滋阴润燥、凉血止痒之功效。

8. 将军蛋

组成:生大黄末 3 克,生鸡蛋 1 枚。

制法与用法:鸡蛋顶部打一小孔,纳入大黄细末,再用纸糊住小孔,水蒸至熟,食蛋,每日 1 次,连食数日。

适应证:用于糖尿病并发皮肤瘙痒症属湿热者,有清热利湿、祛风止痒之功效。

9. 石膏豆

组成:生石膏 15 克,生地黄、防风、山楂各 9 克,黑豆 60 克。

制法与用法:前 4 味用纱布包好后与豆同煎煮,豆熟后去药渣,吃豆喝汤,每日 1 次,连用 6～7 日。

适应证:用于糖尿病并发皮肤瘙痒症属风热者,有疏风清热、凉血止痒之功效。

10. 芝麻豆

组成:黑豆 30 克,黑芝麻、黑枣各 9 克。

制法与用法:上 3 味同煮服食,每日 1 剂,连用 8～10 剂。

适应证:用于糖尿病并发皮肤瘙痒症属阴虚燥热者,有滋阴清热、润燥祛风之功效。

11. 芹菜豆腐

组成:芹菜 20 克,豆腐 30 克,食盐适量。

制法与用法:将芹菜洗净,切碎,与豆腐共煮,加食盐调味服食,每日 1 剂,佐餐食用。

适应证:用于糖尿病并发皮肤瘙痒症属热毒炽盛者,有清热解毒、祛风止痒之功效。

12. 鸽子菜

组成:鸽子 1 只,发菜 10 克,红枣 5 枚,食盐适量。

制法与用法:鸽子去毛及肠杂,与红枣、发菜一起炖熟,盐调味服食,每日 1 剂,连用 7～10 日。

适应证:用于糖尿病并发皮肤瘙痒症属血虚生风者,有补血养血、祛风止痒之功效。

13. 蚌肉金针菜

组成:蚌肉 30 克,金针菜 15 克,丝瓜络 10 克,食盐适量。

制法与用法:把蚌肉洗净,与金针菜、丝瓜络共同煎汤,食盐调味服食,每日1剂,连用10~12天。

适应证:用于糖尿病并发皮肤瘙痒症属血热者,有清热凉血、祛风止痒之功效。

14. 槐花粥

组成:生槐米、土茯苓各30克,粳米60克。

制法与用法:前2味加水煎成2碗,再与粳米共煮为粥,供晚餐当作主食用。

适应证:用于糖尿病并发皮肤瘙痒症属湿热炽盛者,有清热利湿、解毒止痒之功效。

15. 绿豆藕片

组成:绿豆20克,鲜藕300克,鲜薄荷叶3片,调味品适量。

制法与用法:鲜藕洗净,去皮;绿豆泡好后,装入藕孔内,蒸熟,切片;鲜薄荷切碎,撒于其上,加调味品后凉拌,供佐餐食用。

适应证:用于糖尿病并发皮肤瘙痒症属血热生风者,有清热凉血祛风之功效。

16. 山鸡姜丝肉

组成:山鸡肉100克,生姜15克,调味品适量。

制法与用法:山鸡肉洗净,切细丝,生姜切丝。先用温油煸炒山鸡肉,待半熟时入调味品及姜丝,翻炒即可。佐餐食用。

适应证:用于糖尿病并发皮肤瘙痒症属气血两虚者,有益气养血之功效。

二、糖尿病并发骨质疏松症的中医食疗

糖尿病并发骨质疏松症属继发性骨质疏松症,是由糖尿病引起无机盐、骨代谢紊乱所致。本病多见于老年性糖尿病患者。骨质疏松症随着年龄的增长而加重,常表现为腰痛及骨折。骨 X 线的特征多为血管钙化。

中医学认为糖尿病并发骨质疏松症多责之肾虚,因肾主骨。

(一)饮食原则

①在治疗糖尿病的同时,应从饮食中补充钙及适量维生素 D。②糖尿病患者尿钙丢失的主要原因是由于肾小管滤过率增加,对钙、磷的重吸收减少。肾脏丢失钙、磷的同时,镁也同时丢失,呈低镁状态。因此,应多吃含钙、磷、镁等无机盐丰富的食品。③常食用富含多种维生素的蔬菜,可促进骨代谢趋向正常。

(二)食疗方

1. 法制黑豆

组成:黑豆 500 克,山茱萸、茯苓、当归、桑葚、熟地黄、补骨脂、菟丝子、墨旱莲、五味子、枸杞子、地骨皮、黑芝麻各 10 克,食盐适量。

制法与用法:将黑豆用水浸泡 30 分钟,备用;再将其他 12 味药装入纱布袋内,扎紧,放入锅内,加水适量,煎煮半小时,取出药液,如此煎煮 4 次,将药液放在一起。将药液、黑豆、食盐同放锅中,用文火煎煮,至豆熟液涸,取出暴晒至干,装入罐内或瓶内备用。每服 10 克,每日 2 次。

适应证:用于肝肾阴虚型糖尿病并发骨质疏松症,有滋补肝肾、强筋壮骨之功效。

2. 羊脊骨粥

组成:羊脊骨(连尾)1 具,茯苓 20 克,补骨脂粉 12 克,粳米 60 克,葱、生姜、食盐各适量。

制法与用法:先将羊脊骨洗净,剁碎捣烂,补骨脂研粉备用。取羊脊骨碎块及粳米放入锅中,加水适量,煎煮至粥五成熟,将茯苓、补骨脂粉加入搅匀,继续煎煮,至粥将成,将葱、姜、食盐加入搅匀即成。供早、晚餐当作主食用。

适应证:用于肝肾阴虚型糖尿病并发骨质疏松症,有补肝肾、强筋骨之功效。

3. 枸杞子羊肾粥

组成:枸杞子 30 克,羊肾 1 个,肉苁蓉 15 克,粳米 60 克,食盐适量。

制法与用法:将羊肾剖开,去内筋膜,切碎,同枸杞子、粳米、肉苁蓉放入锅中,加水适量,文火煎煮,待粥将成,加入食盐调匀即成。供晚餐当作主食用。

适应证:用于肾虚型糖尿病并发骨质疏松症,有补肾壮阳、壮腰强骨之功效。

4. 甲鱼补肾汤

组成:甲鱼 1 只,枸杞子 30 克,熟地黄 15 克。

制法与用法:取甲鱼洗净,去肠杂、头、爪及鳖甲,切成小块,同洗净的枸杞子、熟地黄放入锅中,加水适量,文火炖熟即成。食肉喝汤。

适应证:用于肝肾阴虚型糖尿病并发骨质疏松症,有滋补肝肾、益骨壮腰之功效。

5. 食栗补肾方

组成:生栗子 250 克,猪肾 1 个,粳米 150 克,陈皮 6 克,花椒 10 粒,食盐 2 克。

制法与用法:将猪肾剖成两半,与粳米、陈皮、花椒,一起放入锅内,加清水 2 500 毫升,置中火上徐徐煨熬成粥;煮成后挑出陈皮,入食盐调味。每次取生栗子 10 枚,剥壳食肉,细嚼,连液吞咽,然后再食 1 碗猪肾粥,当作晚餐。

适应证:用于肾虚型糖尿病并发骨质疏松症,有补肾强身之功效。

6. 枸杞炖羊肉

组成:鲜羊肉、淮山药各 100 克,枸杞子 25 克,桂圆肉 15 克,红枣 4 枚,姜、酒各适量。

制法与用法:将鲜羊肉洗净,切片,入枸杞子、淮山药、桂圆肉、红枣,用姜、酒各适量调味,炖熟,喝汤吃肉,每日 1 剂,连服 10 日为 1 个疗程。

适应证:用于肾虚型糖尿病并发骨质疏松症,有补肝肾、强腰膝之功效。

7. 海带排骨

组成:海带 100 克,猪排骨 250 克,葱、姜、食盐各适量。

制法与用法:海带温水泡发洗净,切成丝状;排骨,沸水略焯。锅内入排骨、葱、姜加水煮沸,撇去浮沫,煮 20 分钟,加入海带及食盐等,煮沸 10 分钟,佐餐食用。

适应证:用于肾虚型糖尿病并发骨质疏松症,有益肾滋阴之功效。

8. 鹿胶粥

组成:鹿胶 10 克,粳米 50 克。

制法与用法:先以粳米煮粥,将熟时,加入鹿胶,稍煮,使其烊化,调匀即成,供晚餐当作主食用。

适应证:用于肾虚型糖尿病并发骨质疏松症,有补肝肾、益精壮骨之功效。

9. 枸杞牛肉方

组成:熟牛胸脯肉 100 克,枸杞子 10 克,鸡蛋 1 枚,水淀粉 20 克,面粉少许,葱、姜丝、蒜片各 10 克,植物油 200 毫升(实耗油 20 毫升)。

制法与用法:①将枸杞子蒸熟。②牛肉切成方块,鸡蛋破壳放在碗内,加淀粉、面粉、水少许搅成糊,将肉放入浆匀。③将肉下油锅内炸至金黄色时捞出,撒上葱、姜、蒜、花椒及枸杞子。④熬清汤浇在肉上即成。佐餐食用。

适应证:用于肝肾阴虚型糖尿病并发骨质疏松症,有滋补肝肾,强腰壮骨之功效。

10. 桑葚粥

组成:桑葚 30 克(鲜者 50 克),粳米 70 克。

制法与用法:将桑葚浸泡片刻,洗净后与米同入砂锅煮粥。供晚餐当作主食用。

适应证:用于肝肾阴虚型糖尿病并发骨质疏松症,有滋阴补血、生津止渴之功效。

11. 黄豆骨头

组成:肉骨头 1 000 克,黄豆 100 克,姜末、食盐、醋各适量。

制法与用法:前 2 味共入锅中文火煮烂,加姜末、食盐、醋即可。每日适量食用。

适应证:用于肾虚型糖尿病并发骨质疏松症,有益肾强身之功效。

12. 牛排骨黑豆

组成:牛排骨 500 克,黑豆 250 克,姜末、黄酒、食盐各适量。

制法与用法:前 2 味共入锅中加水文火煮烂,加姜末、黄酒、食盐等调料,每日适量食用。

适应证:用于肾虚型糖尿病并发骨质疏松症,有益肾壮骨之功效。

三、糖尿病并发失眠症的中医食疗

糖尿病伴发失眠,在临床上非常多见。由于糖尿病是一种慢性终身性疾病,患者一旦得病后,或经过治疗控制不良时,会表现紧张、恐惧、焦虑,甚至悲观失望,以致长期失眠。失眠后,使体内拮抗胰岛素类激素分泌增多,引起血糖升高,尿糖增加。如此恶性循环,势必会给治疗带来困难。

中医称本病为"不寐"或"不得眠",主要认为系心脾血亏、阴虚火旺、脾胃不和及心胆气虚所致。治疗除积极控制血糖外,尚应配合心理疏导,解除顾虑及合理安排膳食。

(一)饮食原则

①临证依据虚实不同,辨证用膳,虚者补之,实者泻之。饮食疗法得当,既有利于催眠,又有利于健身。②调膳配餐时,切勿使用大辛、大热、大寒、大凉之食品。③忌浓茶、咖

啡类食物,以免增加兴奋而加重失眠。

(二)食疗方

1. 黄连阿胶鸡子汤

组成:黄连5克,白芍12克,阿胶10克,鸡蛋2枚。

制法与用法:先将前2味药煎水100毫升,去渣,放入阿胶烊化,鸡蛋去清取黄入药汁搅匀,睡眠前顿服,可连续服用1周。

适应证:用于糖尿病并发失眠症属心火上炎、心血亏虚者,有养血安神、清热泻火之功效。

2. 小麦甘草大枣汤

组成:淮小麦60克,大枣10枚,甘草6克。

制法与用法:水煎取诸药汁100毫升,每晚临睡前顿服。

适应证:用于糖尿病并发失眠症属心脾血虚者,有健脾养心、补益气血之功效。

3. 黑豆合欢饮

组成:黑豆、小麦(去壳)、合欢花各30克。

制法与用法:先将合欢花用纱布包好,与另2味共煎,约取药汁300毫升,去合欢花,供晚餐食用。

适应证:用于糖尿病并发失眠症属肾水虚亏、心火亢盛者,有滋肾养心、清火安神之功效。

4. 酸枣仁黄花菜散

组成:酸枣仁15～25粒,黄花菜20根。

制法与用法:上2味炒至半熟,捣碎成细末,每晚睡前1次服完,连服10～15日。

适应证:用于糖尿病并发失眠症属心血不足者,有养心血、宁心神之功效。

5. 小麦百合饮

组成:浮小麦 30～60 克,甘草、百合各 9～12 克,大枣 2 枚。

制法与用法:上方加水煎汤,睡前顿服,连服数日。

适应证:用于糖尿病并发失眠症属阴虚火旺者,有滋阴清心安神之功效。

6. 朱砂煮猪心

组成:猪心 1 个,朱砂 1.5 克,食盐、味精、小葱各适量。

制法与用法:将猪心剖开纳入朱砂,外用细线扎好,放入足量的清水中煮熬,直至猪心煮熟为止,最后酌加食盐、味精、小葱等调味,吃猪心喝汤,1 日食完。

适应证:用于糖尿病并发失眠症属心火亢盛者,有养心安神、镇静除烦之效。

注意:此方不宜连续服用。

7. 地黄枣仁粥

组成:酸枣仁、生地黄各 30 克,粳米 50 克。

制法与用法:酸枣仁加水研碎,取汁 100 毫升;生地黄煎汁 100 毫升。粳米煮粥,粥成加枣仁、地黄汁,供晚餐当作主食用。

适应证:用于糖尿病并发失眠症属阴虚火旺者,有滋阴降火、养心安神之功效。

8. 山药桂圆粥

组成:鲜山药 100 克,桂圆 15 克,荔枝肉 3～5 枚,五味子 3 克。

制法与用法:先将生山药去皮切成薄片,与桂圆、荔枝肉(鲜者佳)、五味子同煮成粥,晨起当作主食食之。

适应证:用于糖尿病并发失眠症属心脾两虚者,有补养心脾、兼降血糖之功效。

9. 秫米粥

组成:秫米 30 克,制半夏 10 克。

制法与用法:先煎半夏去渣,入米煮成粥,供晚餐当作主食用。

适应证:用于糖尿病并发失眠症属饮食停滞者,有消食导滞、健脾和胃之功效。

10. 竹参心子

组成:玉竹 10 克,猪心子 100 克,生姜 2 克,葱、味精、食盐、香油各适量。

制法与用法:先将玉竹洗净清水煎煮 2 次,取滤液约500 毫升。剖开猪心,洗净血水,放入锅内加清水适量及葱,置中火上煮沸后,加入玉竹药液同煮,至猪心六成熟时捞出,揩净浮沫装入盘内,汤汁不用;锅内重新倒入卤汁煮沸后,下入猪心文火卤熟,捞出放在盘内;炒锅置中火上,加入适量的卤汁、食盐、味精,加热收成浓汁,涂抹在猪心内外,待汁冷凝后,再刷上香油即成。

适应证:用于糖尿病并发失眠症属心血不足者,有益心养血安神之功效。

11. 夜交藤粥

组成:夜交藤(去残叶)60 克,粳米 50 克。

制法与用法:将夜交藤用温水浸泡片刻,加清水 500 毫升,先煎去渣取汁约 300 毫升,加粳米,再加开水 200 毫升,煎至米熟粥稠,粥上有米油时停火,盖紧焖 5 分钟即可。每晚当作主食用,连服 10 日为 1 个疗程。

适应证:用于糖尿病并发失眠症属心肾不交者,有滋养肾阴、清降心火之功效。

12. 猪心炖当归

组成:猪心(带血)1个,当归60克。

制法与用法:剖开猪心,将当归填入猪心内,煮熟去当归渣,食猪心喝汤。

适应证:用于糖尿病并发失眠症属心血亏虚者,有养血补心、安神定志之功效。

13. 莲子汤

组成:莲子(带心)30克,食盐适量。

制法与用法:莲子水煮至熟,加食盐适量,睡前2小时服用。

适应证:用于糖尿病并发失眠症属脾胃虚弱、心神失养者,有健脾和胃、宁心安神之功效。

14. 神曲茶

组成:神曲10克,红茶末5克。

制法与用法:神曲捣成粗末,入锅中微炒,勿焦,与红茶末混合,沸水浸泡10分钟后,即可饮用,随饮随冲,味淡为止。

适应证:用于糖尿病并发失眠症属脾胃不和者,有消滞和中、开胃健脾之功效。

15. 桑葚茉莉饮

组成:桑葚、百合各20克,茉莉花5克。

制法与用法:桑葚、百合浓煎候滚,倾入盛有茉莉花之容器,加盖闷10分钟,即可饮用。

适应证:用于糖尿病并发失眠症属阴虚血亏者,有滋阴生血、养心安神、生津止渴之功效。

附 录

附录一　糖尿病高糖类、高纤维素食谱方案的研究探讨

国外糖尿病专家一直提倡高糖类、高纤维饮食。认为这种饮食对控制血糖、血液低密度脂蛋白、胆固醇和总胆醇均有利。一种被认为理想的维持体重的高糖类、高纤维素的食谱方案应该含有：

1. 占总热能 55%～60% 的糖类,其中 66% 来自复合形式。

2. 占总热能 12%～16%(0.8 克/千克理想体重)的蛋白质,每日摄入量最少为 45 克,有肾病者蛋白质摄入量应减少。

3. 少于总热能 30% 的脂肪,这与美国心脏病协会推荐的一致。其中饱和脂肪酸<10%;多不饱和脂肪酸可占10%;剩余的为单不饱和脂肪酸。每日胆固醇摄入量<200毫克。

4. 每日可食用 40 克或 15～25 克/4.184 千焦(1 千卡)的纤维素。所摄取的纤维素应包括普通食物中可溶性和非

可溶性纤维素。

这种饮食方案容易在家庭中应用，能较好或很好地被接受。临床证明这种饮食结构能有利于控制血糖和使胰岛素依赖型糖尿病患者的胰岛素需要量减少 3％～40％；使非胰岛素依赖型糖尿病患者的胰岛素需要量减少 75％～100％，并使许多非胰岛素依赖型糖尿病患者的胰岛素可以停用。临床还证明，健康人食用高糖类、高纤维饮食能改善组织对胰岛素的敏感性（用高胰岛素正常血糖来评价）；对胰岛素依赖型糖尿病患者从摄取的糖类与胰岛素需要量的比例（用人工胰岛素评价）也可以看出组织对胰岛素的敏感性改善。

此外，高糖类、高纤维素饮食能减低血清胆固醇。胰岛素依赖型糖尿病患者能减低 30％；非胰岛素依赖型糖尿病患者减低 24％。对血清三酰甘油浓度的作用不一致，但肯定比高糖类低纤维素食谱结构要好，这些发现已被许多研究者所证实。

在饮食中增加纤维素量对糖尿病患者还另有益处，如使高血压改善、肥胖者的体重减轻，并且能使肥胖者快速重新增加体重的趋势也减弱，因为在食用低热能纤维素饮食时能增加饱腹感。

附录二　有利于降血糖的食物

在长期防治糖尿病中,人们逐渐发现了许多食物具有降血糖的作用。有些食物已经得到现代医学的证实。糖尿病患者在选择膳食时,可以根据自己的具体病情及各种食物的不同特点,合理选用,使之一方面有利于降血糖,另一方面享用品味,以促进糖尿病康复。

1. 粟米(又名白粱粟、籹米、粟谷、小米、谷子等)

性味归经:味甘、咸,性凉。归肾、脾、胃经。

用法:煎服或煮粥。

功效与主治:具有和中益胃、除热解毒之功效。用于糖尿病脾胃虚热、反胃呕吐、泄泻者。

2. 黍米(又名黄米、白黍、黄黍、丹黍米、赤黍等)。

性味归经:味甘,性平。归脾、胃、大肠、肺经。

用法:煮粥或淘取泔汁服。

功能与主治:具有补中益气、健脾益肺、除热愈疮之功效。用于糖尿病脾胃虚弱兼肺虚咳嗽、泄泻者。

3. 陈仓米(即储存年久的粳米)

性味归经:味甘、淡,性平。归脾、胃、大肠经。

用法:煮粥常服。

功能与主治:具有养胃渗湿、除烦之功能。用于糖尿病脾胃虚弱、泄泻者。

4. 陈粟米(储存年久的粟的种仁)

性味归经:味苦,性寒。归脾、胃、大肠经。

用法:煮粥常服。

功能与主治:具有除烦、止渴、利尿、止痢之功能。用于糖尿病胃中烦热、水肿者。

5. 绿豆

性味归经:味甘,性凉。归心、胃经。

用法:煎汤或配制成各种药膳食用。

功能与主治:具有清热解毒、清暑、利尿之功能。用于糖尿病暑热、水肿、泻痢者。

6. 扁豆

性味归经:味甘,性平。归脾、胃、大肠经。

用法:煎汤,饮汤食豆,随意食用。

功能与主治:具有健脾和中、消暑化湿之功能。用于糖尿病暑热吐泻、脾虚呕逆者。

7. 豇豆

性味归经:味甘,性平。归脾、胃、肾经。

用法:煎汤,饮汤食豆。

功能与主治:具有健脾补肾之功能。用于糖尿病脾胃虚弱、白浊、小便频数者。

8. 甜瓜(又名甘瓜、香瓜、果瓜、熟瓜)

性味归经:味甘,性寒。归心、胃经。

用法:鲜食。

功能与主治:具有清暑热、解烦渴、利小便之功能。用于糖尿病暑热津伤及上消证者。

9. 苦瓜

性味归经:味苦,性寒。归心、脾、肾经。

用法:煮汤、炒菜或配制成药膳食用。

功能与主治:具有清暑解热、明目、解毒之功能。用于热病及糖尿病上、中消证。现代科学试验证实有明显降低血糖之作用。

10. 荔枝

性味归经:味甘、酸,性温。归心、肝、胃、肺经。

用法:内服煎汤、鲜食或制成药膳食用。

功能与主治:具有生津止渴、补血止血、理气止痛之功能。用于各型糖尿病。

11. 柑(又名金实、柑子、木奴、瑞金奴)

性味归经:味甘、酸,性凉。归脾、胃、肾经。

用法:鲜用或绞汁服。

功能与主治:具有生津止渴、醒酒、利尿之功能。用于糖尿病中消证,脾胃虚寒者不可多食。

12. 桃子

性味归经:味甘、酸,性温。归脾、胃、大肠经。

用法:鲜用或绞汁服用。

功能与主治:具有生津、润肠、活血、消积之功能。用于糖尿病上、中消证,而以伤津口渴、肠燥便秘明显者。

13. 橘

性味归经:味甘、酸,性凉。入肺、胃经。

用法:鲜食、绞汁或制成各种药膳食用。

功能与主治:具有开胃理气、止渴、润肺之功能。用于糖尿病胸膈结气、呃逆者。

14. 李子

性味归经:味甘、酸,性平。归肝、肾经。

用法:鲜食或制成各种药膳食用。

功能与主治:具有清肝涤热、生津、利尿之功能。用于糖尿病虚劳有热者。

15. 梨

性味归经:味甘、微酸,性凉。归肺、胃经。

用法:鲜食或制成膏或绞汁食用。

功能与主治:具有生津止渴、润肺祛燥、清热化痰、养血生肌、解酒毒之功能。用于糖尿病中、上消证,对并发肺结核者尤为适宜。

16. 甜石榴

性味归经:味甘、酸、涩,性温。归肺、大肠经。

用法:生食或绞汁服。

功能与主治:具有生津止渴、杀虫之功能。用于糖尿病兼有虫积的患者咽燥口渴明显者。

17. 猕猴桃

性味归经:味甘、酸,性寒。归肝、胆、胃、肺经。

用法:内服煎汤,亦可鲜食或榨汁服用。

功能与主治:具有调中理气、生津润燥、解热除烦、通淋之功能。用于糖尿病脘腹胀满、烦热者,兼有黄疸者尤为适宜。

18. 野冬青果

性味归经:味涩,性温。归肺经。

用法:煎汤内服。

功能与主治:具有止咳平喘之功能。用于各型糖尿病。现代药理研究证实,有降低血糖及雌激素样作用。

19. 黄瓜

性味归经:味甘,性凉。归肝、肺经。

用法:煮熟或鲜食,或制成各种药膳食用。

功能与主治:具有清热、利水、解毒之功能。用于糖尿病上消证,兼有火眼、咽喉肿痛者尤为适宜。

20. 茶叶

性味归经:味苦、甘,性凉。归心、肺、胃经。

用法:凉开水泡服。

功能与主治:具有止渴、消食、减肥、利尿、提神、清热之功能。用于各型糖尿病。

21. 豆腐

性味归经:味甘,性凉。归脾、胃经。

用法:生食或炖服。

功能与主治:具有益气和中、生津润燥、清热毒之功能。用于糖尿病上、中消证。

22. 藕

性味归经:味甘,性寒。归心、脾、胃经。

用法:生食或煮汤,饮汤吃藕。

功能与主治:生用具有清热解渴、凉血止血、散瘀醒酒之功能;熟用具有健脾养胃、滋阴补血、生肌止泻之功能。用于糖尿病上、中消证,兼有吐血、衄血及热淋者尤为适宜。

23. 菠菜

性味归经:味甘,性凉。归肺、胃经。

用法:煮食或研末服,或制成药膳食用。

功能与主治:具有润燥清热、下气调中、调血之功能。用于糖尿病胸膈闷满、脘腹痞塞者。菠菜含草酸较多,与含钙丰富的食物共烹,容易形成草酸钙,不利于人体吸收,对肠胃也有不利影响,烹调时应加以注意。

24. 韭菜

性味归经:味辛,性温。入肝、胃、肾经。

用法:鲜食或煮食,或制成药膳。

功能与主治:具有理中行气、散血解毒之功能。用于高血脂、冠心病、糖尿病患者。

25. 莱菔

性味归经:味辛、甘,性温。归肺、胃经。

用法:鲜食或煮汤内服。

功能与主治:具有消积滞、化痰热、下气、宽中、解毒之功能。用于糖尿病食积胀满者。

26. 酥(牛乳或羊乳经提炼而成的油)

性味归经:味甘,性微寒。归胃、心、肺、肾经。

用法:溶化冲服。

功能与主治:具有补五脏、益气血、止渴、润燥之功能。用于糖尿病阴虚燥热者。中虚湿盛者忌服。

27. 酪(牛、马、羊、骆驼等的乳汁炼制而成的食品)

性味归经:味甘、酸,性平。归肺、胃、心、肾经。

用法:溶化冲服。

功能与主治:具有补肺、润肠、养阴、止渴之功能。用于糖尿病虚劳证便秘等。

28. 蜂乳(蜂王和早期幼虫的饲料)

性味归经:味甘,性平。归脾、肺、肾经。

用法:溶化冲服。

功能与主治:具有滋补强壮、益肝健脾之功能。用于糖尿病、高血压病年老体弱者。

29. 猪肉

性味归经:味甘、咸,性平。归脾、胃、肾经。

用法:煮汤饮用,或制成药膳食用。

功能与主治:具有补肾养血、滋阴润燥之功能。用于温热病后、津液大伤及糖尿病下消证。

30. 猪肚

性味归经:味甘,性温。归脾、胃经。

用法:煮食,或者制成药膳。

功能与主治:具有补虚损、健脾胃之功能。用于虚劳羸瘦、泄泻及糖尿病下消证。

31. 猪髓

性味归经:味甘,性寒。归肾、心经。

用法:煎汤、煮食或熬胶,或制成药膳。

功能与主治:具有益阴血、补骨髓之功能。用于糖尿病骨蒸劳热者。

32. 猪胰

性味归经:味甘,性平。归脾、肺经。

用法:煮食或研碎冲服。

功能与主治:具有补脾益肺、润燥之功能。用于糖尿病脾胃虚热者。

33. 鹿头肉

性味归经:味甘,性平。归肝、肾经。

用法:煮食或熬胶,或制成药膳。

功能与主治:具有补气益精之功效。用于糖尿病气阴两虚者。

34. 驴头肉

性味归经:味甘、酸,性平。归心经。

用法:煮食。

功能与主治:具有补血益气之功能。用于糖尿病气血不足者。

35. 驴乳

性味归经:味甘,性寒。归心经。

用法:煮饮。

功能与主治:具有益气生津之功能。用于糖尿病气伤津亏者。

36. 鹅肉

性味归经:味甘,性平。归胃经。

用法:煮食,或配成药膳食用。

功能与主治:具有止渴、益气、解毒之功能。用于糖尿病脾胃虚弱者(宜选择白鹅为好)。

37. 兔肉

性味归经:味甘,性凉。归肝、大肠经。

用法:煎汤、煮食或制成药膳食用。

功能与主治:具有补中益气、凉血解毒之功能。用于糖尿病脾胃虚弱者。

38. 蚌肉

性味归经:味甘、咸,性凉。归肝、肾经。

用法:煮食或制成药膳食用。

功能与主治:具有清热解毒、滋阴之功能。用于糖尿病阴虚燥热者。

39. 泥鳅

性味归经:味甘,性平。归脾、肺经。

用法:煮食或制成药膳食用。

功能与主治:具有滋阴清热、祛湿解毒之功能。用于糖尿病湿热者。

40. 鳝鱼

性味归经:味甘,性温。归肝、脾、肾经。

用法:煮食或配成药膳。

功能与主治:具有补益健脾、散风通络之功能,能够明显降低血糖。用于糖尿病血糖高者。

41. 荞麦

性味归经:味甘,性寒。归脾、胃、大肠经。

用法:磨面做成饼、粥、面条、冲剂等,可作为糖尿病病人的主食。

功能与主治:具有清热祛湿、下气宽肠之功能。用于糖尿病各期。

附录三　常用降血糖的中草药

1. 黄芪　本药具有明显的强心功效,对正常心脏亦有加强收缩作用,对因中毒或疲劳的心脏其强心作用更为显著。此外,它还能保护肝细胞,防止肝糖原减少,促进肝细胞再生;有降压作用;并可使冠状血管和全身末梢血管扩张,改善皮肤血液循环及营养状况;略有降血糖功效。

2. 人参　本药能促进人体的新陈代谢,增强机体对外界不良条件的抵抗力。它能降低正常血糖及肾上腺素或高渗葡萄糖所致的高血糖;对四氧嘧啶糖尿病犬或雄性大鼠有一定的保护作用,能轻度降低血糖,但不能阻止发病与死亡。人参提取物还有调节血糖水平的作用。人参皂苷的降血糖机制似不同于胰岛素和苯乙双胍,它既能抑制四氧嘧啶对动物胰岛 B 细胞的破坏,又能促进残存胰岛 B 细胞的分泌功能,停药后仍可维持其降糖作用 1～2 周。

3. 枸杞子　据实验研究,枸杞子有降低血糖和降血压的作用;并有促进肝细胞再生和抗脂肪肝的功效。

4. 玄参　本药有扩张血管作用;并有降低血糖和降血压的功效。

5. 地黄　生、熟地黄均有降低血糖的作用。地黄煎剂口服、浸膏及由醇浸液提取的地黄素皮下注射,均可降低家兔血糖。醇浸膏肌注能降低由静脉注射葡萄糖引起的高血糖。

6. 生山药　本药所含的淀粉酶,有水解淀粉为葡萄糖的作用,对糖尿病有一定疗效。

7. 地骨皮　本药含有不饱和和必需脂肪酸、亚油酸、亚麻酸等。它具有抗脂肪的作用,能抑制中性脂肪在肝脏的合成,促进中性脂肪移向血流,因而保证了肝脏维持正常血糖的生理功能,达到降低血糖控制病情之目的。地骨皮煎剂给家兔灌服,使血糖先升高然后持久降低,平均降低14%,对注射肾上腺素引起的高血糖虽无明显对抗作用,但可缩短高血糖的持续时间。地骨皮对实验性糖尿病小鼠胰岛 B 细胞的形态、结构损害有一定的减轻作用。

8. 葛根　本药含多糖淀粉,遇水膨胀而胶着,有缓解局部刺激的作用,涂敷局部能消炎症,内服可消肠炎。它具有强力解热作用;能降低血糖;还能缓解肌肉痉挛,善治项背强急。

9. 黄精　本药含黏液质、淀粉及糖等。它有抗脂肪肝、降低血糖及降低血压的作用,并能防止动脉粥样硬化;对足、股癣有较好的疗效。兔灌服黄精浸膏后血糖含量先渐渐增高,然后降低,血糖的暂时增加,可能是由于其中所含的糖类所致。黄精浸膏对肾上腺素引起的血糖过高有显著抑制作用。

10. 玉米须　本药含糖类、苹果酸等,有利尿、降血压的功效。它可促进胆汁分泌;降低血液黏稠度;并可增加血中凝血酶原,加速血液凝固。其发酵制剂对家兔有非常显著的降血糖作用。

11. 五味子　本药对中枢神经系统有兴奋作用,能改善人的智力活动,提高工作效率。它可促进新陈代谢,增强机体对非特异性刺激的防御能力;并能降低血糖。

12. 知母 本药有解热、抗菌、镇痛及祛痰作用；能降低神经系统的兴奋性；对实验性糖尿病的小鼠，静脉注射知母水溶性提取物，可降低血糖。

13. 苍术 本药含有大量的维生素 A 物质，可用以治疗缺乏维生素 A 所引起的夜盲症及角膜软化症。动物实验证明，它有抑制血糖作用，大剂量可使血压下降。

14. 玉竹 本药有强心作用；并可降低血糖。

15. 茯苓 本药有利尿、镇痛作用；能促进钾、钠、氯等电解质的排出，可能是抑制肾小管重吸收的结果；有降低血糖的作用。

16. 黄连 本药的根茎含有多种生物碱，主要成分为小檗碱（即黄连素）。黄连具有抗菌消炎、抗病毒、抗原虫作用，其抗菌力强，抗菌效果明显；并能增强人体的免疫功能。它有降低血糖的作用，其降糖机制是抑制肝糖原异生或促进外周组织的葡萄糖酵解；抗升糖激素作用亦与降血糖有关，能促进胰岛 B 细胞再生及功能恢复。本药同时有降血压、降血脂及抗感染作用，对防止糖尿病的并发症亦有意义。小檗碱有抗血小板聚集作用，有利于改善糖尿病患者的凝血异常。本药也用于癌症的辅助治疗。

17. 泽泻 本药具有显著的利尿作用，用药后除尿量增加外，尿中钠、氯、钾及尿素排出量也增加。它的多种成分对实验性高胆固醇血症有明显的降血清胆固醇作用和抗动脉粥样硬化作用。实验证明泽泻能改善肝脏脂肪代谢而有保肝作用。泽泻具有轻度降血糖作用，用药后 3～4 小时，血糖降至最低点，较给药前降低 16%。在心血管方面，它有轻度降血压作用，中度增加冠脉流量及松弛主动脉平滑肌作用,并能轻度抑制心肌收缩力。故本药在临床上可治疗肾性水肿、高脂血症及糖尿病等。

18. 田三七 实验观察证实,田三七提取物能降低四氧嘧啶糖尿病小鼠的血糖水平。同时,它可使饥饿性小鼠血糖轻度升高;而注射葡萄糖引起高血糖时,又能降低过高的血糖,显示它对动物血糖有双向调节作用。

19. 桔梗 本药具有降血糖、降血脂作用。家兔灌服桔梗的水或醇提取物均可使血糖下降,连续灌服给药对实验性四氧嘧啶糖尿病兔的降糖作用更为显著,降低的肝糖原亦可恢复正常,且能抑制食物性血糖上升。醇提取物的作用较水提取物强。桔梗粗皂苷尚能降低大鼠肝脏内胆固醇的含量,增加胆固醇及胆酸的排泄。

20. 五加皮 本药具有抗炎作用,其机制主要是抑制白细胞趋化、溶酶体酶等炎症介质的释放或其致炎作用。动物实验表明五加皮具有抗疲劳和抗应激作用。以五加皮醇浸膏连续灌胃,可抑制四氧嘧啶所致大鼠血糖升高。说明具有抗实验性高血糖作用。

21. 淫羊藿 本药具有抗冠心病心绞痛作用;能降低血压及抑制血小板聚集;还有抗衰老、降血糖、镇静抗炎、止咳平喘和明显促进软骨生长的作用。

22. 白术 本药内含挥发油、维生素 A,有利尿、降血糖、抗凝血及强壮作用。

23. 菌灵芝 为保肝降血糖药。本药能调节自主神经功能、降低胆固醇、升高白细胞、提高机体的抗病能力。

24. 丹参 本药能扩张冠状动脉,增强血流量,从而改善心肌收缩力、调整心律及改善微循环;能提高机体耐缺氧能力,促进组织修复与再生;能抑制凝血、降血压、降血糖;有镇静作用。

25. 虎杖　本药清燥热,止消渴。糖尿病热象明显者可选虎杖为君药。《药性论》称其"治大热烦躁止渴"。据报道,给家兔静脉注射从虎杖中提得的草酸,可引起低血糖,提示其有降糖作用。

26. 番石榴　有报道将其叶制成降糖片服用,治疗各型糖尿病病人 175 例,总有效率为 $81.7\%\sim84.6\%$;并有降血压及降血脂作用,故尤宜于兼有此类疾病者。它的有效成分可能是黄酮类化合物。本品对非胰岛素依赖型患者有效,对胰岛素依赖型患者无效,提示其作用并非直接改善了胰岛素 B 细胞的分泌功能,而可能是提高了周围组织对糖的利用。

27. 黄皮　由其叶分离出的一种呋喃香豆精类化合物——黄皮香豆精,能降低正常和四氧嘧啶高血糖小鼠的血糖水平,也能对抗肾上腺素的升血糖作用,但对血乳酸浓度则无影响,作用机制尚待研究。

28. 刺五加　本药对血糖似有调节作用。如既能使食物性及肾上腺素性高血糖症的血糖降至正常,降低由四氧嘧啶引起的大鼠糖尿病的尿糖量,又可使因胰岛素引起的低血糖症的血糖增加。

29. 绞股蓝　绞股蓝提取物对正常小鼠血糖无明显影响,但对四氧嘧啶糖尿病小鼠则有明显的降血糖作用,如能明显改善老年大鼠糖耐量低下,而对老年大鼠空腹低血糖又有一定预防作用。

30. 白芍、甘草　有人报道用甘芍降糖片(即甘草与白芍煎汁浓缩再烘干压片)治疗糖尿病,每日用量相当于生甘草 8 克,生白芍 40 克,制成 12 片分 3 次服,结果有效率74.8%。本资料提示,该药对非胰岛素依赖型的糖尿病患者,有降低血糖和减少尿糖的作用,但不能完全代替外源性胰岛素的功能。

31. 荔枝核　其主要成分是皂苷、鞣质、α-(亚甲环丙基)甘氨酸,后者给小鼠皮下注射可使血糖下降。研究荔枝核对大鼠四氧嘧啶糖尿病的作用,证明它能有效地调节糖尿病的代谢紊乱,降血糖效果显著,且无明显毒性。但其降血糖机制尚有待进一步研究。

32. 女贞子　本药的提取物(暂名女贞素)对四氧嘧啶高血糖小鼠有显著降血糖效果,但作用短暂,停药后血糖即开始回升。

33. 桑叶　本药能显著降低四氧嘧啶和肾上腺素性实验高血糖。

34. 桑根皮　本药的水提取物有降血糖作用。从提取物中分离的一种聚糖,在很低剂量时即可对正常及四氧嘧啶糖尿病小鼠产生明显的降血糖作用。

35. 麻黄　已知本药能引起高血糖,原因是含有拟交感成分——麻黄生物碱。1985 年国外报道,双穗麻黄的极性溶剂提取部分可降低小鼠血糖,所分离的 5 种麻黄聚糖 A、B、C、D、E,可使正常小鼠血糖明显下降,其中麻黄聚糖 C 的作用最强,麻黄聚糖 A 对糖尿病小鼠也有明显降血糖作用。

36. 昆布　昆布多糖对小鼠正常血糖和实验性高血糖均有肯定的降低效应。

37. 金果榄　本药具有降血糖作用,水提取物中的苦味成分似为有效部分；有机溶媒（氯仿或石油醚）提取物则无效。

38. 苍耳子 本药分离的一种苷类物质 AA_2 有显著降血糖作用，作用机制与胰岛素不同，而与苯乙双胍相似。它由 $C、H、O、S_4$ 种元素组成的结晶性物质，以及羧基苍术苷均有明显降血糖作用。上述 3 种成分可能是同一物质，但动物试验结果并不完全一致，其作用机制及临床价值尚待进一步研究。

39. 石膏 本药功用为清热泻火、除烦止渴。所含微量元素以铬、锌、锰较高，这些元素的缺乏与糖尿病的关系较为密切。其中铬能协助胰岛素发挥作用；锌存在于胰岛素细胞内，对血糖的调节和胰岛素的储存起肯定作用；锰缺乏可致胰岛 B 细胞减少及颗粒丧失，糖耐量降低，葡萄糖利用率相应降低。因此，石膏具有降血糖作用。

40. 仙鹤草 药理研究表明，仙鹤草素具有降低血糖的作用。仙鹤草还有迅速消除蛋白尿及尿中红细胞的作用。

41. 潺稿（椿龟根） 以本药水煎剂给四氧嘧啶高血糖家兔口服，有降血糖作用。

42. 蛤蚧 实验动物研究，其醇提取物给四氧嘧啶高血糖小鼠肌注，有降低血糖的作用。

43. 长春花 其化学成分生物碱，降血糖作用较强。其制剂在南非、东南亚被用作胰岛素代用品。

44. 蚕蛹 本药味甘性温，能泻膀胱相火，引清气上升于口，止消渴。

45. 灵芝 试验小鼠用灵芝多糖 5 小时后出现耐糖能力增加，但未见胰岛素感受性发生变化，也未见胰岛素脂肪细胞结合量有所变化,但胰岛素量有增加趋势,肝糖原含量有减少倾向。

46. 白扁豆　本药能健脾养胃;配花粉治消渴多饮。它所含锰、锌较高,是治疗糖尿病常用的药物。

47. 蜂乳　能降低正常及四氧嘧啶糖尿病大鼠的血糖水平,并能部分对抗肾上腺素对正常小鼠的升血糖作用。

48. 千屈菜　国外报道,千屈菜的叶、茎、花的几种提取物能降低家兔血糖,但根的提取物无效。

49. 甘蔗　从甘蔗制备的粗红糖中提取的一类非糖成分,可抑制高糖饮食大鼠血清三酰甘油、过氧化脂质和胰岛素含量的增高。1985 年国外报道,从甘蔗汁分离到 6 种聚糖,分别命名为 Saciharans A、B、C、D、E、F,均能明显降低血糖,且作用随剂量加大而增强。

临床上常用的降血糖中草药还有:

黄芩、黄柏、山栀子、大黄、赤小豆、竹叶、乌梅、酸枣仁、党参、西洋参、生晒参、砂仁、鸡内金、麦芽、莲子肉、糯米、鬼见愁、赤芍、当归、川芎、泽兰、蛇床子、沙苑子、桑螵蛸、怀牛膝、冬虫夏草、杜仲、龟甲、鳖甲、巴戟天、仙茅、马齿苋、浮萍、龙骨、藕汁、萆薢、桃树胶、附子、远志、芦根、佩兰、海蛤壳、石榴皮、苏木、菝葜、蛇葡萄根、防风、薏苡仁、紫草、金樱子、旋覆花、何首乌、五倍子、桑葚、凉粉草、老鼠耳、猪苓、金钱草、尖安杜鹃、暴马丁香、石榴树根皮。它们均有不同程度的降血糖作用,可供临床参考选用。